中國近現代頤養文獻彙刊·導引攝生專輯　第十七册

劉曉蕾　主編

夷門廣牘之練形内旨／玉函秘典／金笥玄玄／逍遥子導引訣／唐宋衛生歌

重廣補注黃帝内經素問（一）

廣陵書社

夷門廣牘之練形内旨／玉函秘典／金笥玄玄／逍遥子導引訣／唐宋衛生歌

〔明〕周履靖 編著

上海商務印書館 民國二十九年影印萬曆七年刻本

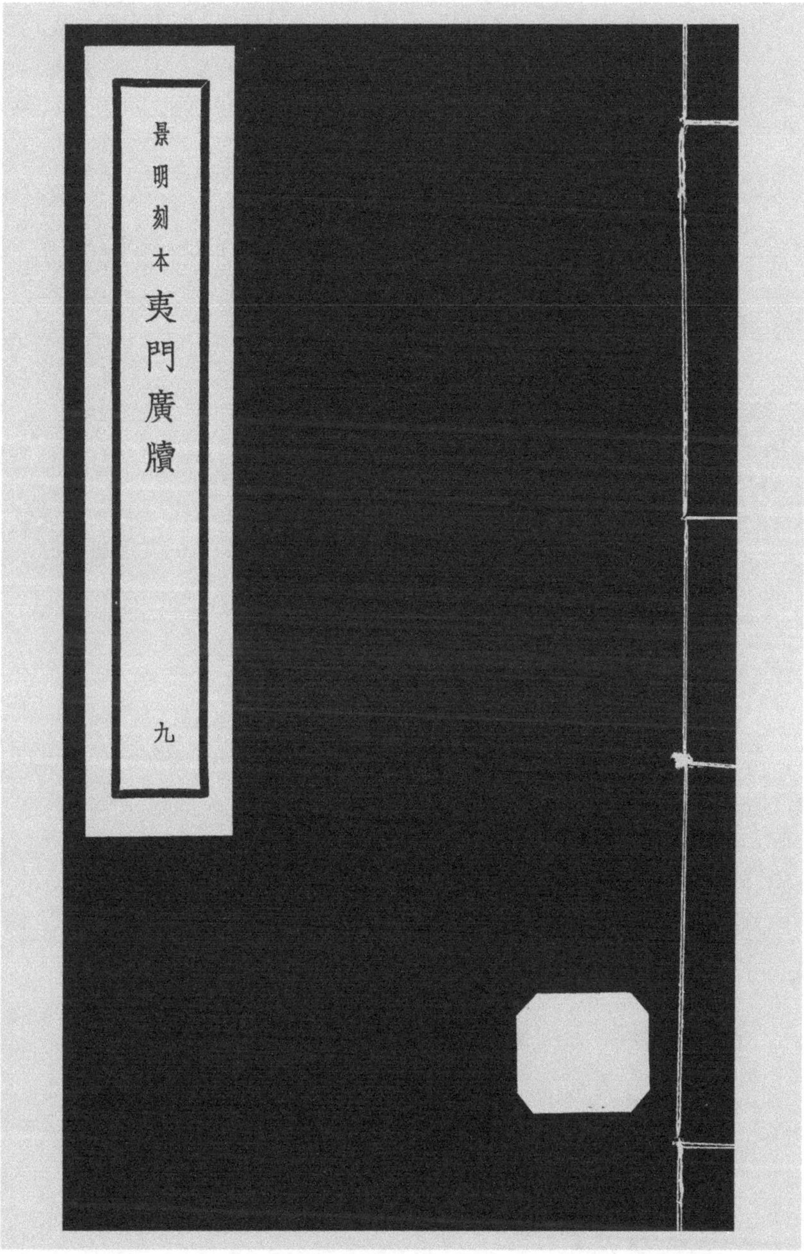
景明刻本
夷門廣牘
九

煉形内旨目録

煉形内旨

夷門廣牘

明嘉禾梅顛道人周履靖校

金陵荊山書林梓行

祭丹元君法

丹元君乃自巳之元神也元皇分身降氣下入身中即爲本命之主於本命日每月朔望日置靜室中備素食茶酒菓各三分香燭存三人揖讓坐祭畢用金錢雲鶴各一分化畢自服前食不可與別人食之祭

祀訖想自已左右帶劒持斧如流金火鈴大將軍之將狀師行則見其在前止則在後坐則在左右百日中可見赤子侍衛于左右矣怒則遠於人矣

逐一喚集身中諸神曰

口神眼神舌神齒神鼻神耳神腦神髮神心神肝神脾神肺神腎神膽神

大道不凡訣存真泥丸百節皆有神口神丹朱字玄膺舌神神通命字正綸齒神腭鋒

字羅千腦神精根字泥丸髮神蒼華字太
原眼神明上字英玄鼻神玉龍字靈堅耳
神空閑字幽田心神丹元字守靈肺神皓
華字虛成肝神龍烟字含明腎神玄冥字
育嬰脾神長存字魂停膽神龍耀字威明
五臟六腑神氣精皆在內外運天經晝夜
存之自長生久久行之昇太清

太極混元神呪

一身之主心元君左有青龍肝元君右有白虎

肺元君前有朱雀腎元君後有玄武孔元君好
逸好樂脾元君好遊好蕩魂元君好動好靜㒟
元君明之於目眼元君聽之於聲耳元君聞之
於味鼻元君好是好非口元君好善好惡舌元
君三十六部齒元君山林樹木髮元君九江八
河腸元君五湖四海肚元君曹溪路上關元君
五臟宮中膽元君能浮能清手元君能沉能濁
足元君好和好合意元君太極未判混元君父
母未生氣元君八萬四千毛元君元精元氣元

神君吾身所屬盡歸眞煉氣爲神拔斷業根超
出天外撞入虛空有難即護有事來呈如意變
化應候來臨吾奉
太極上帝三山九候先生律令勅

五帝秘呪

青帝護魂白帝侍魄赤帝養氣黑帝通血黃帝
中主萬神無越急急如
九天應元雷聲普化天尊律令勅

本命元神呪

天靈節榮願保長生太玄之一守護眞形五臟
諸神各保安寧急急如
長生保命護身天尊律令勅

丹元君呪

丹元守虛内外俱眞左右三七助吾身形急急
如
元陽主者律令勅

心神呪

丹元君長三寸廣七分着朱衣繫絳帬秉威德

顯至靈通造化達玄冥注心中莫離身外有急
事疾來告人急急如
紫庭帝君律令勑
維
某年某月某日某時謹備酒饌祭享吾身中萬
神奉請
弟子某人身中左青龍右白虎之神前朱雀後
玄武之神頭上勾陳足下螣蛇之神左陽明右
陽明之神身中九靈天生無英玄珠正中子丹

田田丹元太淵靈童之神三精台光幽精爽靈之神三尸彭琚彭瓆彭璚之神七魄尸狗伏矢雀陰呑賊飛毒除穢臭肺之神五臟心肝脾肺腎之神六腑小腸大腸膽胃命門膀胱之神頭額眉眼耳鼻口舌之神唇齒喉嚨之神面顋頷髭鬚之神性命神氣精血之神津液思意魂魄之神胸膈乳脇肚腹臍輪之神三關九竅之神十二重樓之神尾閭外腎之神三焦三丹田之神泥丸之神毛髮之神項肩背脊之神兩腕兩

手之神兩手指甲之神兩腿兩膝之神兩脛兩
膝之神兩足之神兩足指甲之神兩足湧泉之
神遍體皮膚之神血肉之神筋骨經絡毛竅之
神精光形影之神風雲雷電一切衆神

呪曰

天清地寧三五交并身中萬神聞召現形如或
有違罪准
天刑急急如律令勅

伏念

弟子某人受形於父母稟氣於陰陽感
天地蓋載之恩賴
日月照臨之德
七星光耀八卦護持心應玄虛仰瞻萬籟未全善道多積罪愆所識不常用意昏暗多生妄誕失後迷前妖夢不祥迍邅愁慮驚疑憂患不可盡宣茲應甘分而殞年欲獲希仙而度世晨昏在念寢食靡寧謹啓丹衷恭陳淨祭以今某年
某月某日某時神在遍身特伸祭享

伏望
衆神普受祭享各生歡喜盡赴身形隨時保祐
隨行隨止隨坐隨起撿驗一身悉皆備具勿令
離散守衛我身使我康寧壽命堅固疾病消除
朝班中護我廊廟中護我橋梁中護我公衙中
護我衆鬧中護我軍陣中護我江河中護我山
林曠野中護我水火中護我舟船中護我陸地
中護我遊行中護我車馬中護我神聖中護我
刀兵賊盜中護我疾病中護我設會飲食中護

我飢饉中護我虎狼中護我蟲蛇中護我蠱毒中護我惡人中護我精邪中護我一切怖畏中護我一切險難中護我修養中護我醫藥中護我符法中護我言語中護我行住坐卧十二時中悉皆護我弗令我驚怖勿令我昏迷勿令我疾病善人欲來令我先遇惡人欲來令我先避吉凶善惡令我先知萬里之遥如同目視知人心事知人禍福人間財寶所求遂意解釋罪愆增延福壽口舌消除災殃殄滅鬼祟潛藏精邪

伏匿未來休咎夢兆報應俾早遇明師傳長生
秘訣助我進修同受快樂與
天地合其德與日月合其明與四時合其序與
鬼神合其吉凶預知未來默契妙道心神靈應
靡所不通每月十五日與人同會後月仍當設
祭伏冀衆神歆饗醉飽各復歸身保祐護持勿
令錯亂有召即出大賜感通稽送萬神伏惟珍
重

安神呪

五臟眞官化身中萬神與我同生與我合形享食已畢各復歸身凡有叩禱願賜通靈急急如紫庭帝君律令勅

念完叩齒三下

煉形内旨終

玉函秘典目録

尸狗像

伏矢像

雀陰像

吞賊像

飛毒像

除穢像

臭肺像

呪煉三尸法

太上經制三尸法

目録終

玉函秘典

明嘉禾梅顛道人周履靖校
金陵荊山書林梓行

呪煉三魂法

當須仰卧去枕伸足交手心上合目閉息三叩齒三存心中有赤氣大如雞子從內出於咽喉散布眞光覆身成火燒身使帀覺體微熱即呼三魂名曰爽靈台光幽精名了即念後呪

呪曰

紫微玄官中黃始青內煉三魂胎光安寧神寶
玉室與我俱生不得妄動監者太靈若欲飛行
惟詣上清若有飢渴得飲玉精爽靈護我三台
養我幽精保生
急急如律令勅
如此行持即魂神安靜灾患不生邪魔賓伏
身安道成永無憂苦也三魂者陰邪之氣爲
鬼也能使行尸慳貪嫉妬惡夢咬齒令人口
是心非遺精好色慕戀奢淫全無淳朴只以

鬼行損物爲根陰闇埋毒害人爲本常迷人貞白之路使人入黒闇之方好惡不好善習死不習生求强人我壯恣口味昏濁多尸梟而穢漏傕人而急死圖人與祭祀也若能運鍊元氣得丹閉固眞精使陽勝陰消無爲害也

每夜卧時呪法　呪曰

吾授三皇太極靈章呑丹服氣用去不祥急急如律令勅

能如是即得眠卧安穩身體康强邪惡灾横来不敢近也

三魂圖

爽靈像

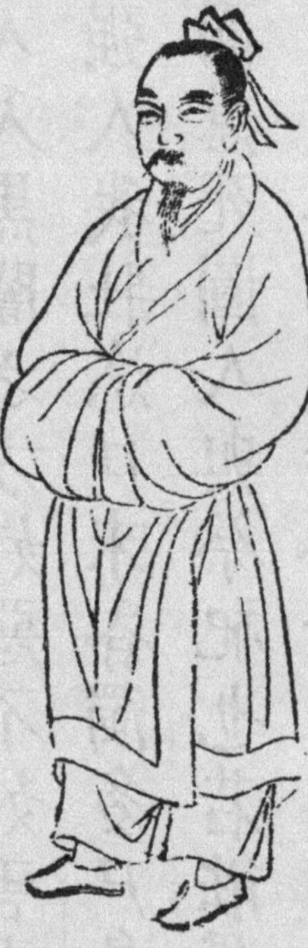

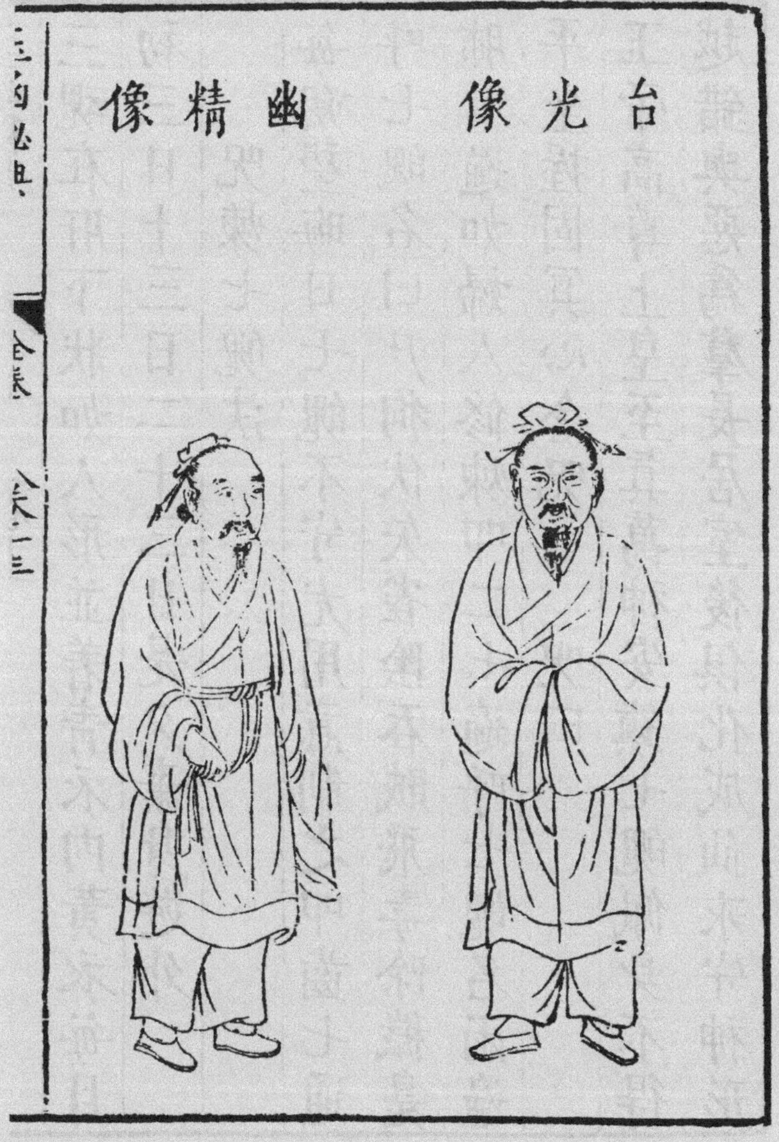
台光像
幽精像

三魂在肝下狀如人形並着青衣內黃衣每月
初三日十三日二十三日是夕棄身遊外

呪煉七魄法

每朔望晦日七魄不守尤用意制之叩齒七通
呼七魄名曰尸狗伏矢雀陰吞賊飛毒除穢臭
肺一遍如婦人修煉叩二七遍呼七魄名兩遍
平坐握固冥心念呪　呪曰
玉帝高尊上皇至真萬神安鎮七魄佩身不得
越錯與惡爲羣長居室後俱化成仙永守神形

保我得眞游行上宮同爲玉賔内有靈液體有玉津保我護命不得邪淫

急急如律令勅

如此行持心君寧静疾病無侵延年益算夫七魄積陰之氣其形類於鬼令人多欲傷勞窒塞拘急好穢不好淨能使行尸背生向死謟曲詭詐慕戀女色日夜興惡催人早死遣入鬼趣能蔽障人生門

七魄圖

尸狗像

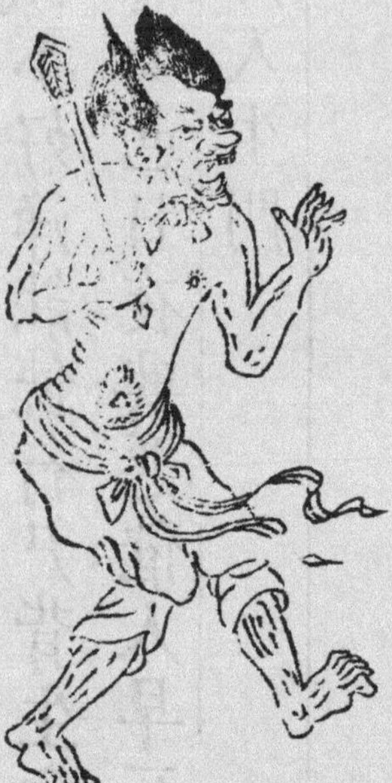

伏矢像

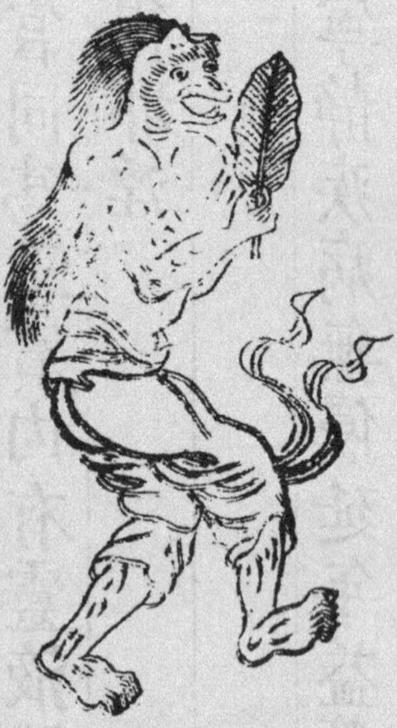

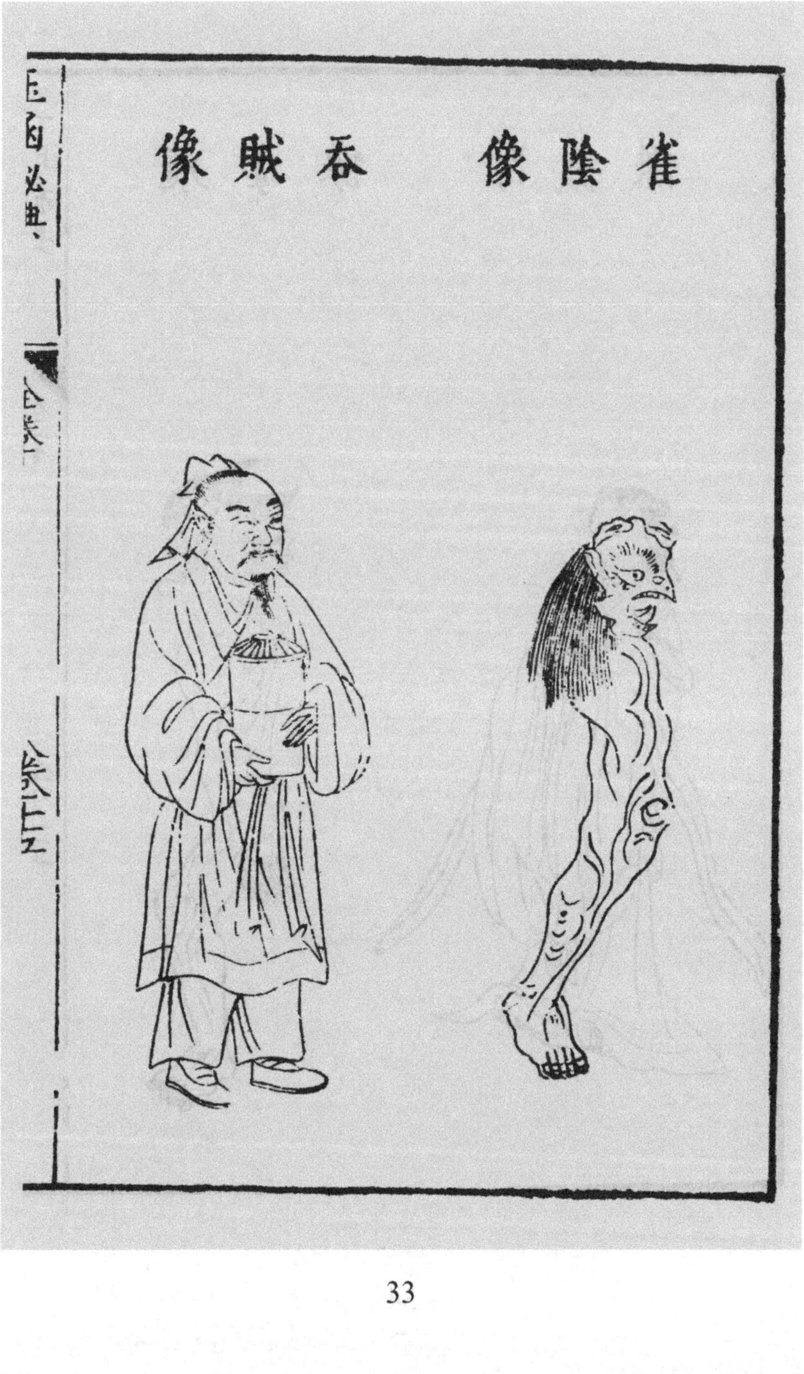
雀陰像
呑賊像

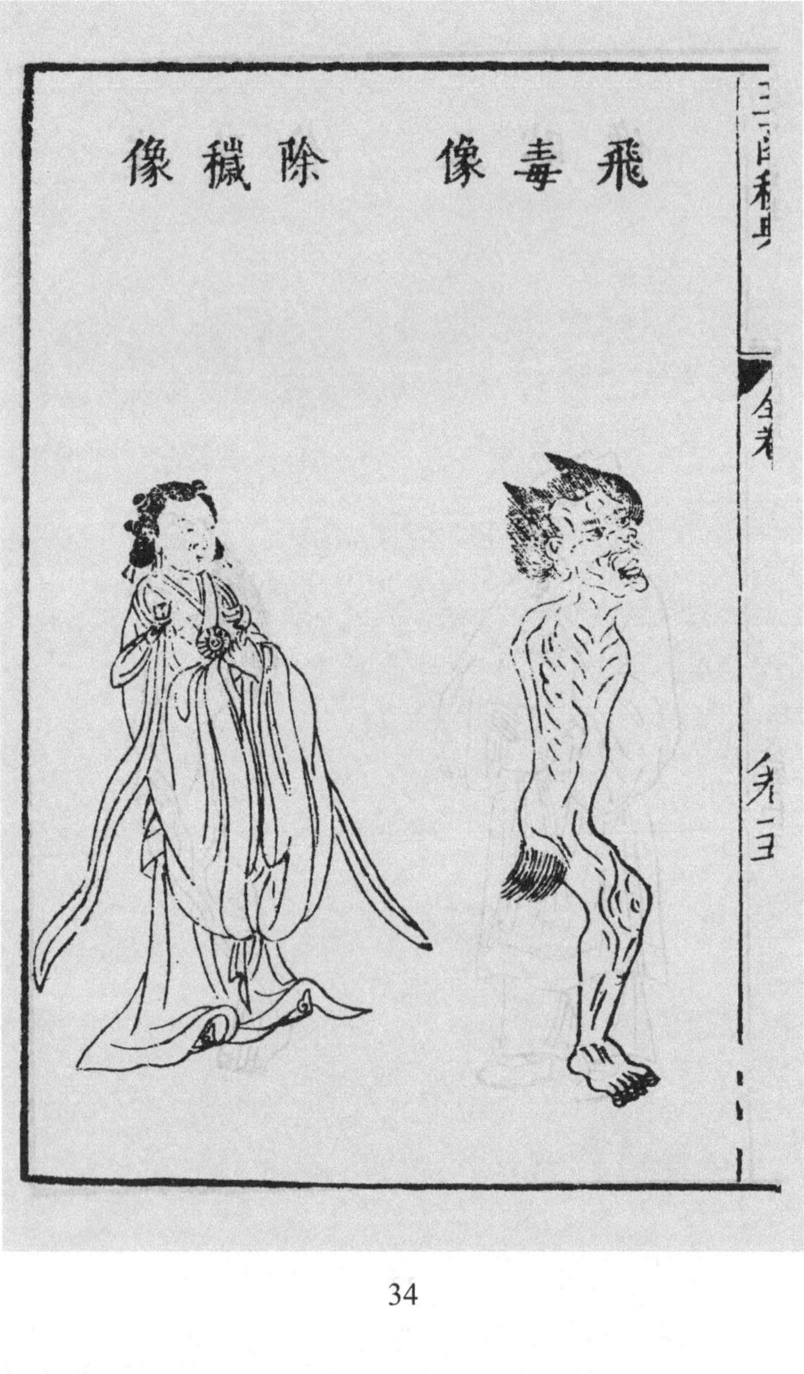
飛毒像
除穢像

梟肺像

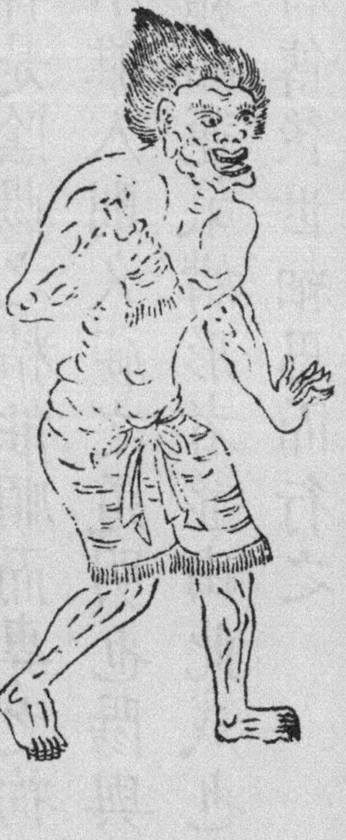

老君曰陰魄濁尸之氣在扵形魂神常保守故學道者順魂靈制尸魄爲鍊形之術也若隨陰尸之魄耗動陽靈之精損失正氣易致扵死也經云魂欲上天魄入黃泉還魂返魄其道自然又云煉陽魂而制陰魄盖人生乃隨魂死乃隨

魄魂好昇魄好沉聖人委曲示修行經路使人虛心存精運氣五神五神不役神真自然契應神仙近也學道者當須拘魂制魄以陽消陰令魂煉魄陰穢漸滅長生之道也經云生之徒十有三謂三魂七魄也黃庭經云攝魂還魄永無傾失魂魄二神是陰陽之精能順而專之拘而制之無闕魂不離人則久視之道明也陽與陰并而人乃生結胎運氣媾形者並由此成也所以圖而明之將傳後世細思而行之

呪煉三尸法　於庚申日靜室趺坐存想

頭中有太上老君泥丸真人二人共坐上着遠遊冠子服玄袍坐於冥光帳中下視口目耳鼻清滌氣謂之上一抱部之魂心中有太上帝絳宮真人二人共坐着九陽冠服丹南逸景之袍坐於朱陵帳中下視四體情狀肝脾膽腎皆令清潔如五色玉謂之中一拘四肢之邪精存臍内有太黄老君黄真人二人戴十靈之冠服黄羅之袍坐於黄錦帳中下視脾腸之孔竅皆令

分明如素謂之下一拘腸胃制骸於是三尸無從得動也

太上經制三尸法

人之生也皆寄形於父母胞胎飽味於五穀精氣是以人之腹中各有三尸九蟲爲人大害常以庚申之日上告天帝以記人之造罪分毫録奏欲絶人生籍減人禄命令人速死死後魂昇于天魄入于地唯三尸遊走名之曰鬼四時八節企其祭祀祭祀不精即爲禍患萬病競作伐

人性命上尸名彭琚在人頭中伐人上分令人眼暗髮落口臭面皺齒落中尸名彭瓆在人腹中伐人五藏少氣多忘令人好作惡事噉食物命或作夢寐倒亂下尸名彭蹻在人足中令人下關搔擾五情湧動淫邪不能自禁此尸形狀似小兒或似馬形皆有毛長二寸在人身中人既死矣遂出作鬼如人生時形像衣服長短無異此三尸九蟲種類群多蛔蟲長四寸五寸或八寸此蟲貫心人死白蟲長一寸相生甚多長

者五寸躁人五臟多即殺人兼令人貪食煩懣肺蟲令人多咳嗽胃蟲令人吐嘔不喜膈蟲令人多涕唾赤蟲令人腸鳴虛脹蟯蟲令人動止勞劇則生惡瘡顛癡癰癧疽瘻癬疥癇癩種種動作人身中不盡有之亦有少者其中有十等就中婦人最多也其蟲凶惡好汚人新衣極患學道欲調去之即可矣凡至庚申日兼夜不卧守之若曉體疲少伏床數覺莫令睡熟此尸即不得上告天帝又太上律科云庚申日北帝開

諸罪門通諸鬼神訴訟群魔併集以司天下兆人及諸異類善惡之業隨其功過多少賞勞謫過毫分不遺經曰三守庚申即三尸震恐七守庚申三尸長絶乃精神安定體室長存五神恬静不復擾擾不迷不惑不亂不淫瞋怒平息真靈衛佐與天地相畢每夜臨卧之時叩齒三七以左手撫心上呼三尸名使不敢爲害耳

夫三尸者上尸彭琚好色慾中尸彭瓆好衣食下尸彭琘好奢華凡斬三尸於寅日勘我呼而

呪之其三尸自然殄滅

呪曰

太上有命令我修行彭琚彭瓆彭璚台光爽靈幽精三尸泯滅現我光明魔王保舉得道飛昇急急如律令勅

右呪斬三尸訖於十日依前所法行持不怠實乃立竿見影玄之又玄勿視非人

太上真人呪驅三尸法

於春乙卯夏丙午秋庚申冬壬子日搗朱砂雄

黃雌黃各三分爲細末綿裹之如棗大瞑目塞鼻中此謂消三尸錬七魄秘法勿令有知明日午時以東流水浴畢更整飾牀席三尸服新衣洗除鼻中及掃洒寢席牀下令所止一室淨潔也便安枕卧閉氣握固良久微呪

呪曰

天道有常改故易新上帝吉日沐浴爲眞三氣消尸朱黃合魂寶煉七魄元與我親

趙先生除三尸九蟲之法

以月建之日夜半子時密出庭中正東向平體正氣叩齒三十通舉頭小仰即復低頭小俛咽液十四過叉雙前却兩手十四過前後却授手爲之竊呪

呪曰

南昌君五人官將百二十人爲其除三尸伏尸將其周遊天下過度灾厄

語訖徐徐左回還卧行之三尸消滅也若月中有重建者亦如之爲修之法欲得齋戒獨

處不欲人雜錯務令寂靜勿使人知之六畜鳥獸並無聲為妙此法易行無恍惚之患

仁德樂生君除三尸法

以春甲乙日夜視歲星所在朝之再拜正心窺呪

呪曰

願東方明星君扶我魂接我魄使我壽如松栢千秋萬歲長生不落除我身中三尸九蟲盡去消滅

淵靜真人除三尸九蟲呪

以月晦日月出時東向禹步三呪

呪曰

諾臯諾臯者喚聲如言號耳月中有蟲兔蝦蟇日中有蟲三足烏水中有蟲蛇與魚土中有蟲蟻螻蛄腹中有蟲蚘白徒　呪三遍

禹步法

閉氣先前左足次前右足以左足並右足爲三步也

道經除三尸法

以寅日剪手爪午日剪足甲至十一月十六日燒灰爲末白湯送下

蔣先陽除三尸法

以朔望日日中時閉目西向存兩目中出青氣心中出赤氣臍下出黃氣於是三氣相繞以灌一身須臾内外通徹覺如火光之狀良久乃叩齒十四通咽液十四過畢此謂煉形之道除三尸之法也久行之則體有五香氣也常以雞鳴時漱取醴泉咽之凡三漱戊上寅起徐徐定氣

勿與人言語也

伏三尸秘法

甲子日平明時取東面水一升日中時赤取一升日入時取一升黃昏後露星月下至夜半時呪面東服之　呪曰

天清地寧日月五星六甲神水滅尸賊兵回凶爲吉元亨利貞急急如律令勑

老君六甲符法

老君六旬六甲符善袪三尸九蟲能保陽精

經大驗矣

每十日一服用水銀硃砂研水浄室中書于白紙上叩齒三通稽首叩頭呼六甲神名云某奉受盡符謹請甲子神王文卿從官一十八人降下纏吾筆謹請甲戌神展子公從官一十四人降下纏吾筆謹請甲申神扈文卿從官一十六人降下纏吾筆謹請甲午神衛上卿從官一十八人降下纏吾筆謹請甲辰神孟非卿從官一十四人降下

纏吾筆謹請甲寅神明文章從官一十六人降

下纏吾筆

右符呪淨室中書化向東服之

又云用除破日朱書

六甲神符形式

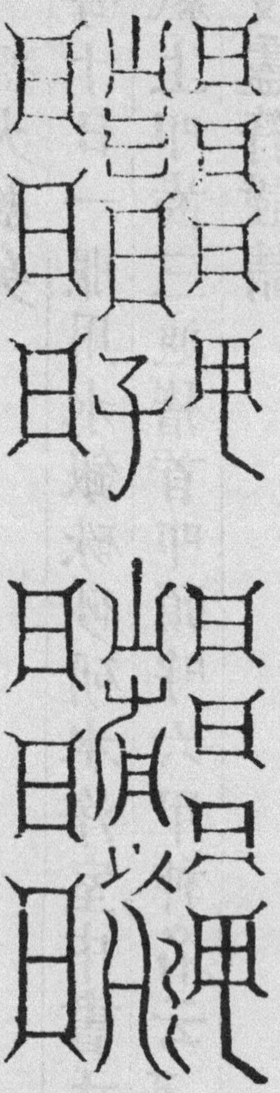

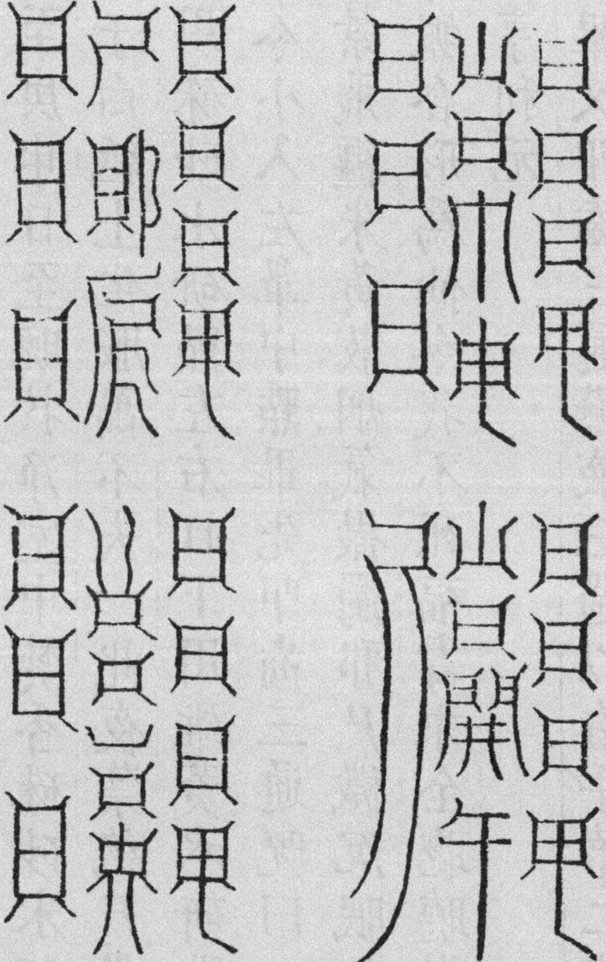

庚申日服符袪三尸除九蟲妙訣

每至庚申日至晚於净室中焚香硃砂水研書符于白紙上化服萬不失一此夜禁絕尸鬼警備用硃砂水研點左右目下用雄黃水研點右鼻令小入左鼻中點畢先叩齒三通呪曰

上景飛纏朱黃散烟氣撮濁邪尸穢沉眠和魂鍊魄合形爲仙令我不死福壽來全聰聽徹視長亨利元

呪畢又叩齒三通嚥液三過以右手第二指攝

右鼻孔下左手第三指攝左鼻孔下各七過當盡陰按之勿舉手也此是七魄遊尸之門戶精賊之津梁故以朱黃之精塞尸鬼之路閉淫亂之氣矣

庚申日服符四道形式

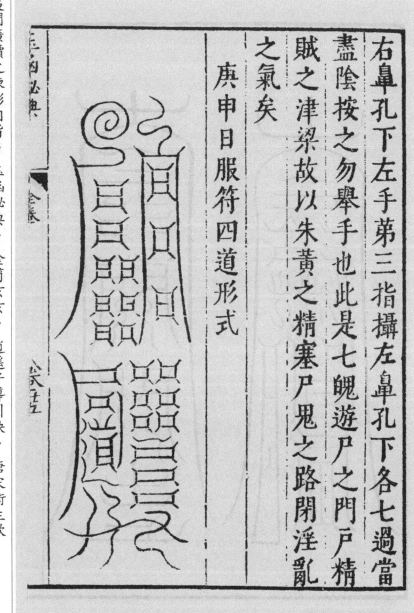

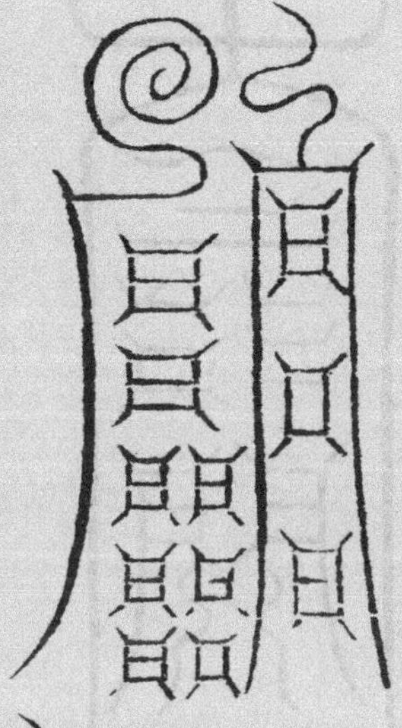

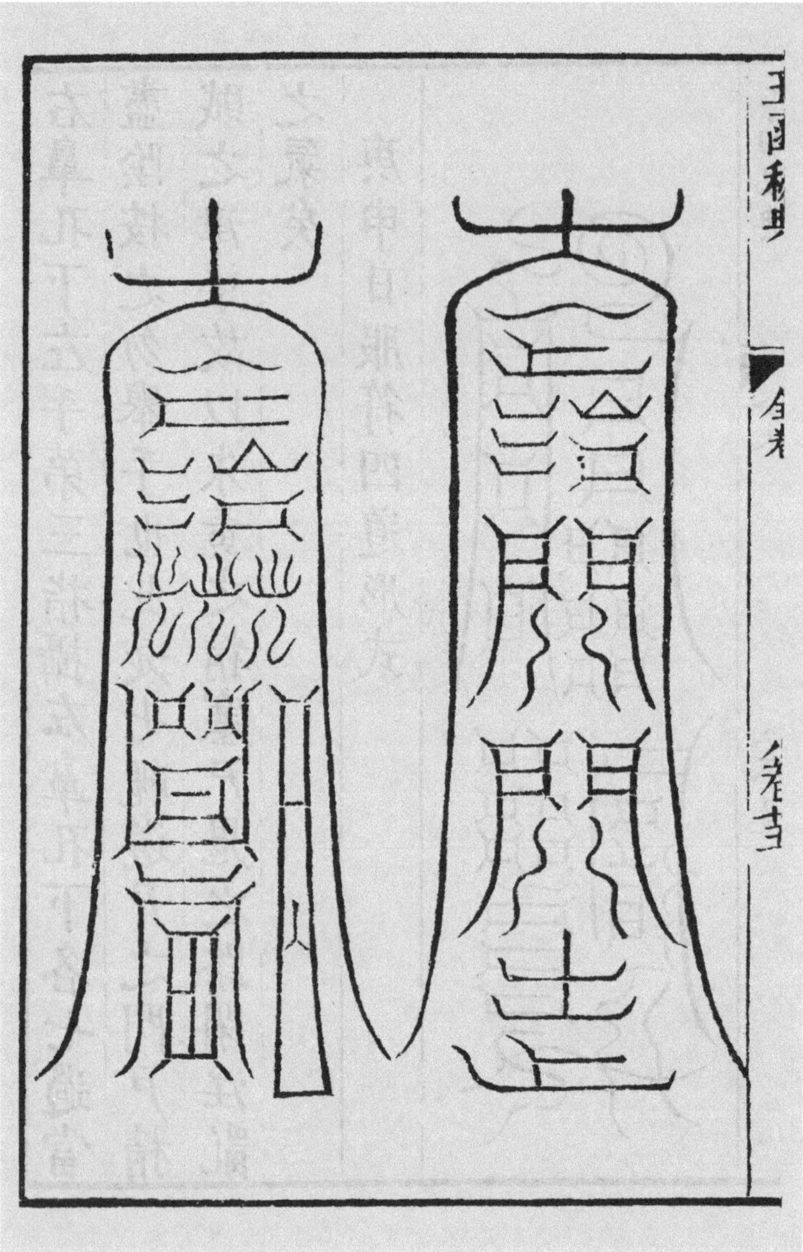

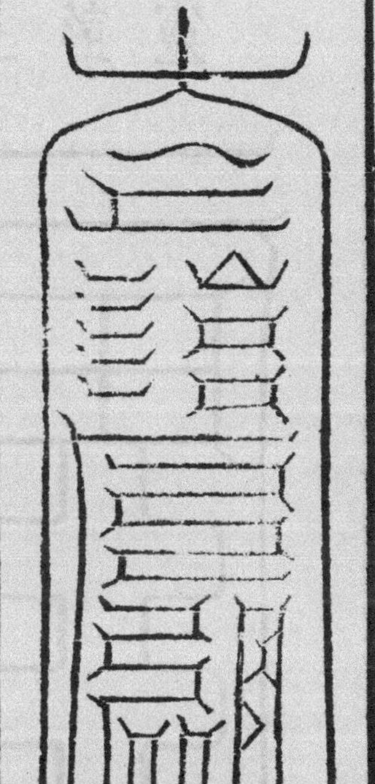

絕三尸秘法

太上曰三尸九蟲能爲萬病病人夜夢戰鬭皆此蟲也可用桃板爲符書三道埋於門閫下即止矣每以庚申日書帶之庚子日吞之三尸自去矣常以六庚日書姓名安元命籙中三尸不

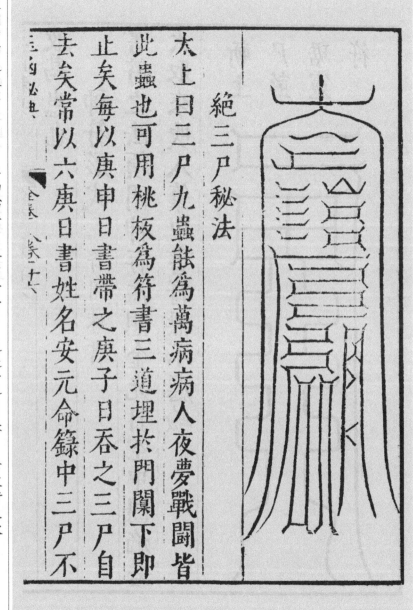

敢爲患也

神符形式　符用硃書

書符之法須閉神存炁想金光自空中圓焰若火取來吹入筆中書符無不應驗

斬上尸彭琚靈符

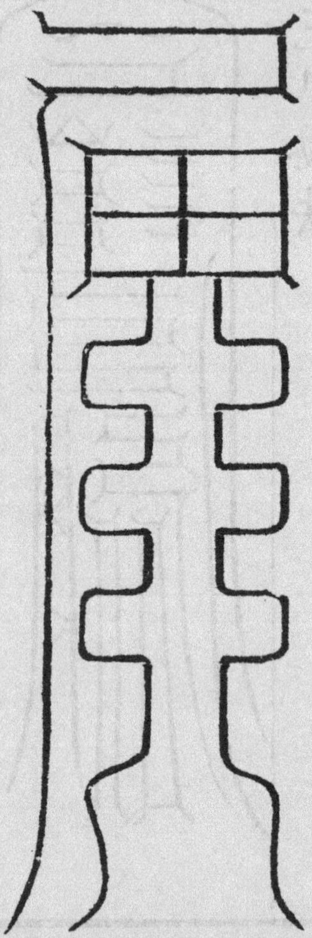

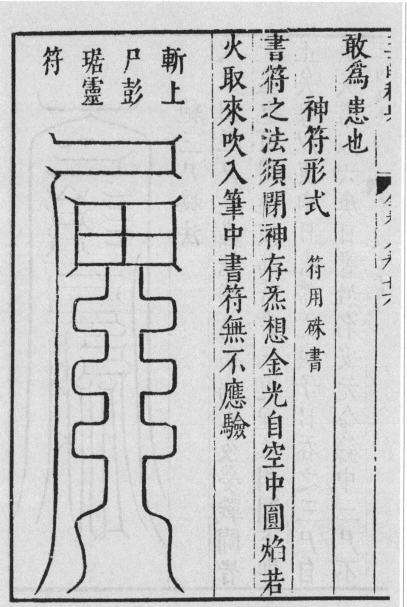

斬中尸彭瓆靈符

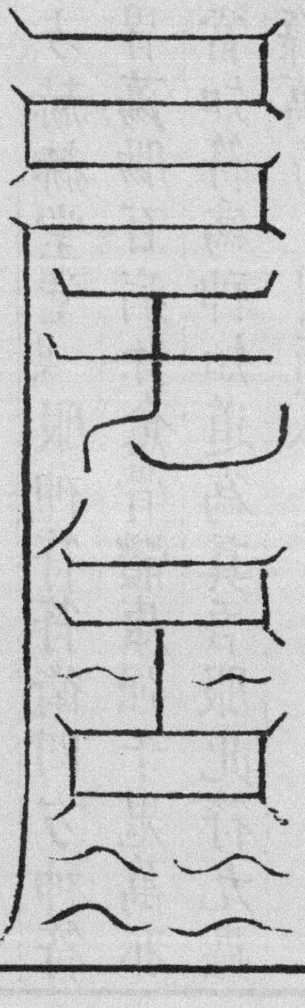

斬下尸彭璚靈符

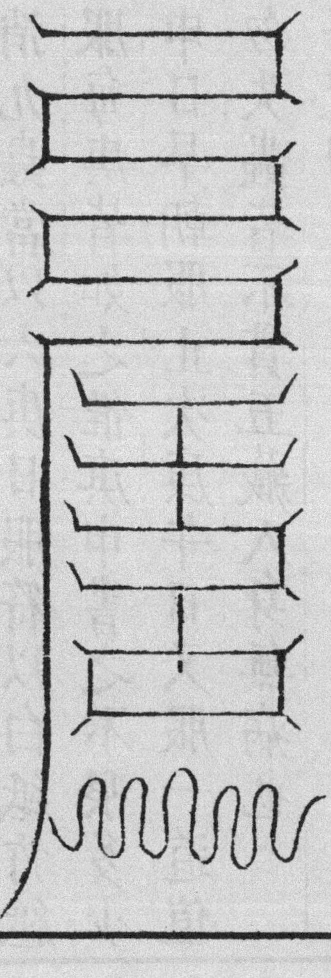

此符消九蟲當以六庚日服符以白紙竹紙硃書服每庚皆如之惟庚申書之不限多少從庚申日早朝服止次庚午日又服一道值六庚勿失蟲皆不貫五藏人身無病也

勅符呪曰

日出東方赫赫堂堂某服神符符衛四方神符入腹換胃蕩腸百病除愈骨體康强千鬼萬邪無有敢當知符爲神知道爲眞吾服此符九蟲離身攝錄萬毒上昇眞人

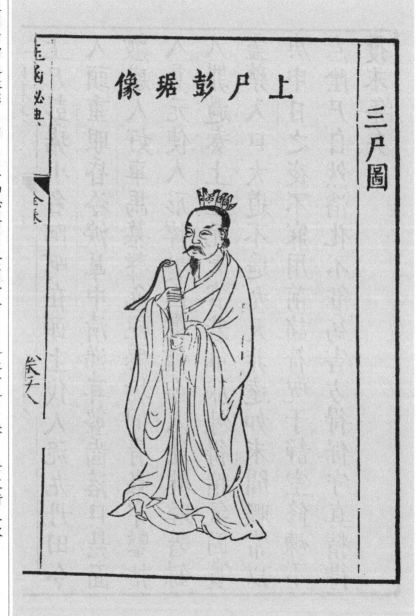

三尸圖

上尸彭琚像

上尸彭琚小名阿呵在頭上伐人泥丸丹田令人頭重眼昏冷淚鼻中清涕耳聾齒落口臭面皺慼人好車馬慕聲色覩惡垢同青蟲穿鑿枯人真元使人形悴髮白壽短令人迷昧睡着録人罪過奏上上元天官若能服煉得精氣固實靈藥入口大道不遥九天非遠如未閒暇常以庚申日之夜不寐用前諸符呪于静室修煉不怠陰尸自然消化不能爲害方得保守真精得獲永年矣

中尸彭瓆像

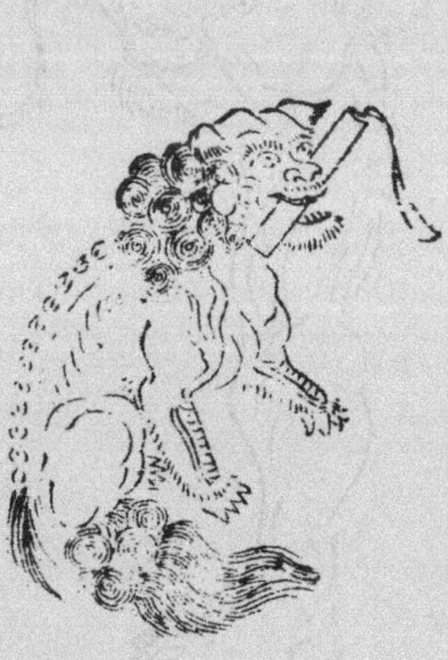

中尸彭瓆小名作子好惑五味貪愛五色在人心腹伐人絳宮中焦令人心迷鍵忘少液氣乏隨邪倒見荒悶煩燥口乾目白穿鑿人齒日夜尅害人五臟六腑成諸疾病𤺋多惡夢鬼交精

胱小便赤白滑泄嘔逆多痰耳鳴虛汗爲事恍惚白日昏沉每夜驚魘催人早死圖人祭祀也如能恬淡五情持咒服符無能爲害眞形當免腐朽促齡而已

下尸彭蹻像

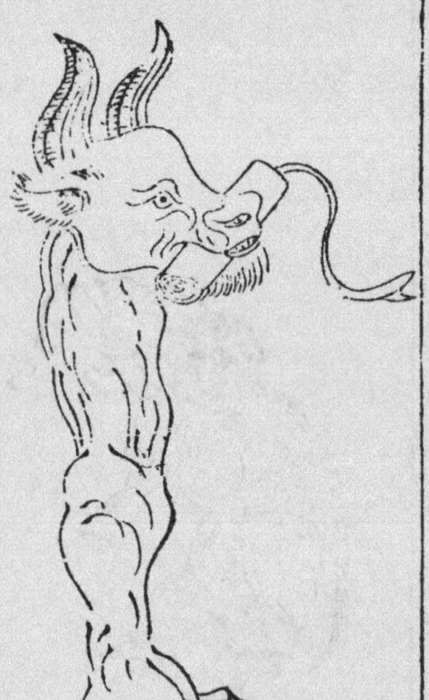

下尸彭蹻小名季細在人胃足伐人下関傷泄氣海發作百病牽引意賊慕戀女色勇勤嗜慾觸事虛耗不能禁制促命令人夜與鬼通背生向死流浪精氣令人髓枯筋急肉焦意倦身虛腰重脚膝無力頻度小便與邪氣波流漸成大患五勞七傷惑亂染着尸注不絕欲人死往鬼道希期飲食祭祀也如持前法其尸之魄自當消滅而得形全身安也

守尸鬼像

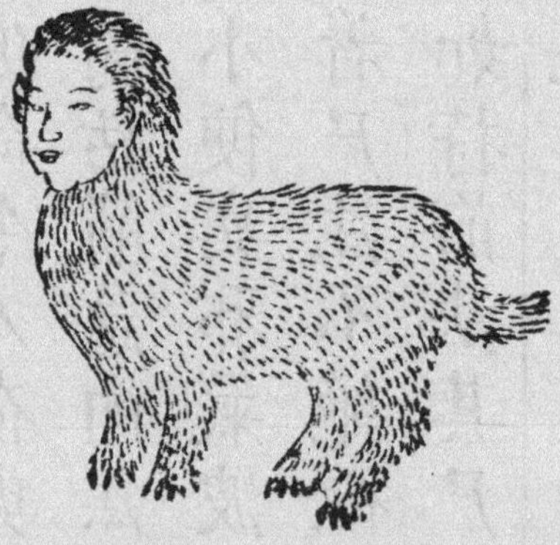

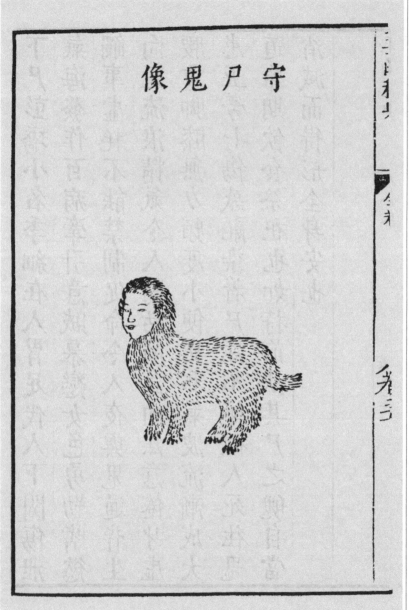

其守尸之鬼亦曰破射形似小兒忽如犬馬背有黑毛長二寸在人身中死後號之曰鬼一似亡人生時長短夢人求食能祟人頭痛寒熱惡心云是亡人也此尸之鬼假詐種類魘人魂魄惡夢顛倒而夭如得丹服持前法不能爲害久坐神光皎潔

玉函秘典上卷終

金笥玄玄目録

佪蟲圖

寸白蟲圖

肉蟲圖

肺蟲圖

胃蟲圖

鬲蟲圖

赤蟲圖

蟯蟲圖

伊羊蟲圖

目録畢

金笥玄玄

明嘉禾梅顛道人周履靖校
金陵荆山書林梓行

九蟲總目

一曰伏蟲長四寸二曰回蟲長一寸三曰白蟲長一寸四曰肉蟲如爛李五曰肺蟲如蠶蟻六曰胃蟲若蝦蟇七曰鬲蟲如苽瓣八曰赤蟲如生蟲九曰蟯蟲色黑身外有微蟲千萬細如菜子此羣蟲之主令皮膚癢痒爲人大風瘡疥惡

瘡癬瘑痔漏陰蛆濕痒蝕食人牙齒蚛落無故血出惡臭衝人皆此蟲之所爲也

老君去諸蟲方

貫衆五分殺伏蟲　白雀蘆錢二分殺尤蟲

蜀漆三分殺白蟲　蕪荑五分殺肉蟲

雷丸五分殺赤蟲　僵蠶四分殺鬲蟲

厚朴五分殺肺蟲　狼牙子四分殺胃蟲

石蠶五分殺蟯蟲

右九味炒令香熟爲細末煉蜜爲丸如桐子大

以輕粉糝水服五丸日三服加至十丸三十日見効六十日百病愈衆蟲盡服丹須齋戒至心餌之無不驗矣

初神去本丸又名制蟲丸

大附子五錢八角者童便製熟　薫陸香

青木香　大黄　詹木糖膠　桂心　丹砂

雲芝英　茱萸南行根皮五月五日午時向

東收用巳上八味各五錢　麻子仁七合爛搗

地黄六錢　蒼朮七錢　石菖蒲一兩清酒浸

右十三味各擣末三千杵煉蜜爲丸又擣八千杵共擣五萬杵爲丸如小豆大磁器貯不泄氣每服七丸平旦東向酒下此藥益補除千灾固魂魄塡液血死諸蟲枯三尸亦可常服殺蟲既滅使食穀而無病過飽而無傷此至眞之訣也

造雲芝英法

雲母粉五兩　雄黃極細末四兩

右二味合着銅器中微下火令藥色小變畢內竹筒中松脂急塞其口愼勿令泄氣懸於飯甑

下蒸熟一碩米飯畢撥視令三物相合如凝脂
更以松脂重和之都合和藥用十兩松脂也屋
上懸二十四日訖擣一萬杵於是雲芝之英成也
先齋三日合之雲芝英成後更齋七日乃令制
九蟲齋者勿食五辛五肉忌婦人雞犬見之當
別室修合若諸齋不精及犯禁忌服藥無益及
令人發火瘡帀身者以表合藥不精齋中犯禁
忌之驗也又藥物當用上精者及每事取妙善
而已合藥當取月旦及三日七日十一日燒香

設神牀席於東面其日司命太乙君必監省之也合對席東向也夫造大藥不用天陰及風雨日秘之秘之耳昔脩羊公欑丘子東方朔崔文子商丘子俱服此藥以辟穀皆得仙也

蘇仙内傳去三尸九蟲方

蕪荑五錢　枸杞根皮二錢　乾漆四錢熬過烟出

右三味爲細末辰旦先喫飲食以三指撮藥井花水和服五日蟲自下初時令人惆悵悲思是

蟲去之驗矣

太清八瓊丹方

丹砂　雄黃　空青　瑠璜　雲母　戎盐

硝石　雌黃

右件准飛鍊諸丹研煞修理布置一依四神丹法並在飛伏諸石經中矣

太上去三尸鍊水銀靈砂秘訣

朱汞一觔　太陽一兩　旭黃三兩

右都煬火炒一伏時候紫色以水火鼎飛七度

然後大火煅之出火毒了大麥麵丸如桐子大每兩入輕粉六銖丸之空心服七粒忌羊肉葵菜眞人云人服安魂魄固元精補血液駐顏色袪百病壯筋骨並効

伏蟲圖

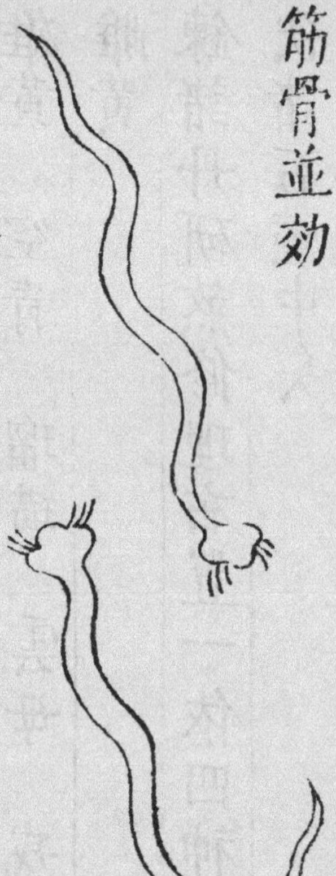

伏蟲色青長四寸有髭牙嚙人精血令人無力喘乏時有惡心五藏痛悶走作上下攪刺胷脇

好食肉味生冷蕩散人眞元多陰汗便溺餘瀝背逆腰痛使人氣虛軟弱精滑脫失致疾而死早宜服前藥

回蟲圖

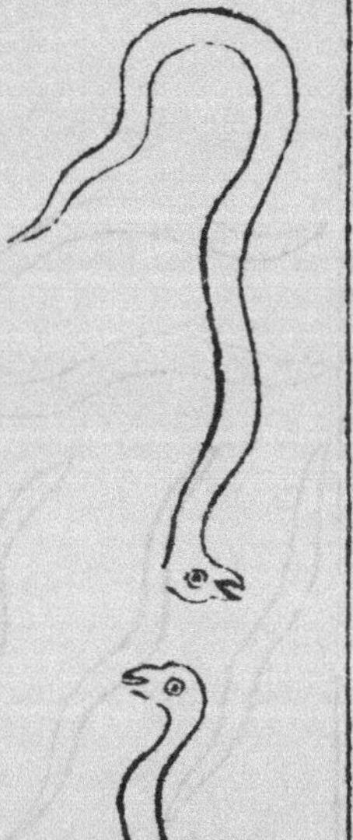

回蟲又曰蚘蟲色黑一雌一雄心上心下食人血令人心痛氣急肢節煩重小便難澀赤白不定面無顔色放癡慵懶口吐清水其蟲長一尺

飲心血急服煎藥殺之不爾穿刺人心脾楚痛難忍而斃及耗憊人正氣令人卒死是此蟲也

寸白蟲圖

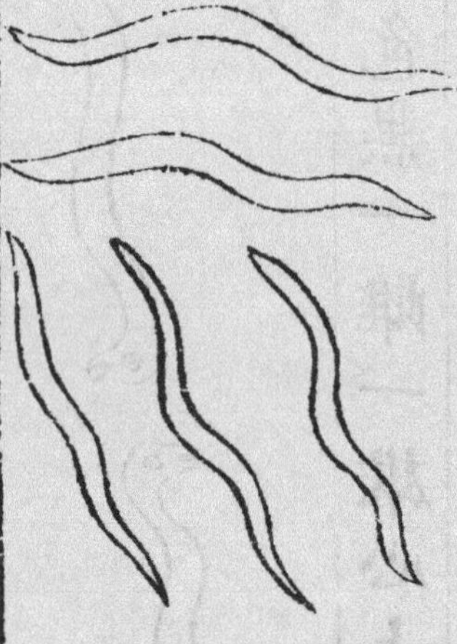

寸白蟲色白長一寸子孫相生或四五寸令人好喫生米生茶生鱠生菓燋肉宜泄臟腑瘦薄人形嘔痰多涕面黃無力咬腹攪刺漸成氣塊

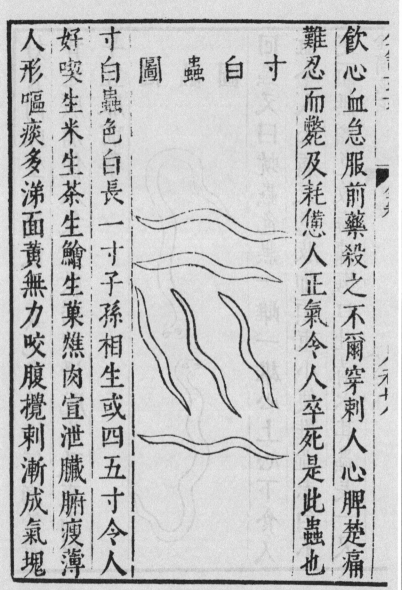

痛便難忍痢疾脫肛若殘雞能長此蟲無限穿人藏腑窩成窟穴氣促而死宜服前藥殺滅也

肉蟲圖

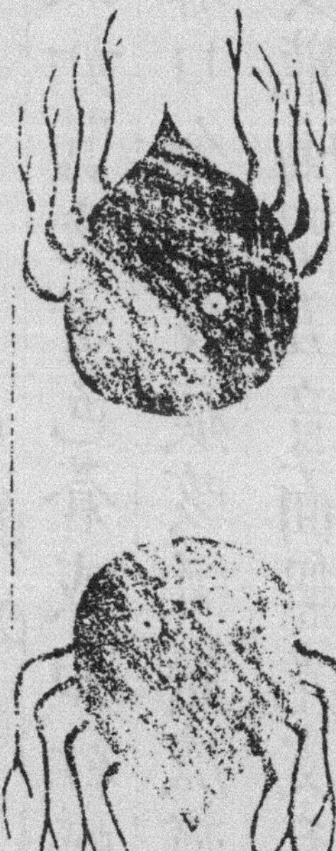

肉蟲色黑如爛李食人血令人正氣泄憊淋漏餘瀝舉動羸弱筋背無力皮毛瘙痒肌肉漸漸乾黑居上膜中令人好色伐人癆病慕肉血之味枯陽靈之精耗盡得病而死急宜服前丸絕

滅而免形骸消瘦也

肺蟲圖

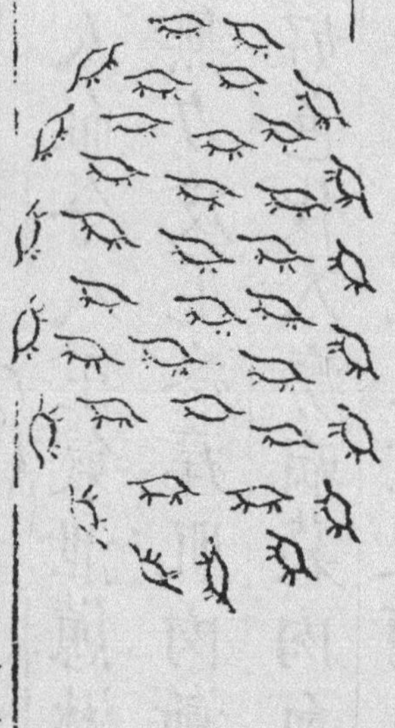

肺蟲色赤狀如蠶老者色蒼或如紅蟻飲食人精氣堅守肺口令人多痰咳嗽變成瘵疾脇脹急夜卧不安嚨鳴閉五音面無光皮毛枯髭髮脫喘息無力咯血耳張肩胛骨出瘦惡思睡六腑泄痢膿血變成五痔傳尸瘵病血乹頰赤骨

蒸虛汗涕唾腥鹹急服前丹不然肺脹氣乏而夭也

胃蟲圖

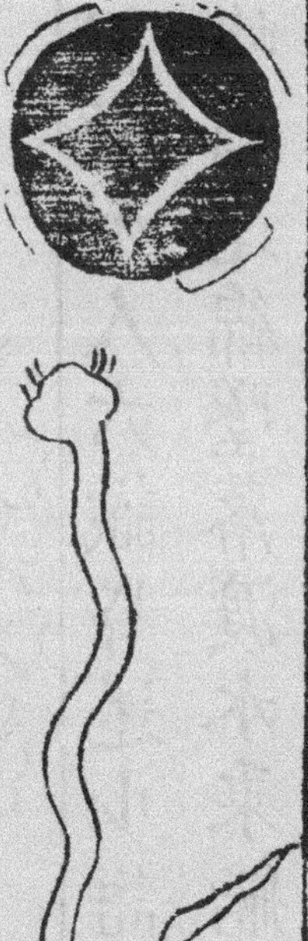

胃蟲如蟾接人飲食令人易飢好血肉滋味之物生冷甜香之味虛人藏腑骨體瘦薄唇焦而口生瘡鼻塞而皮毛瘙痒四肢拘急背髆煩勞漸加惡心多生痰涕飲酒嘔逆餐氣結心胷走

衝兩脇忽攻外腎氣盡而殂若服前丹蟲化延年也

鬲蟲圖

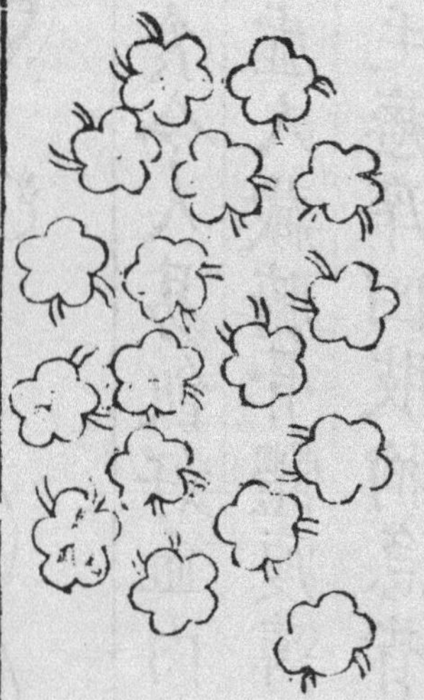

鬲蟲色赤青相雜令人六識昏迷少語多睡夢遊他邑登山峻嶺連綿墜落渡水乘船忽遭沉邁柳曲共夭桃歡語笑花衢與陰穢相交世人謂魘也此是陰氣蕩動陽氣全輸艷媚牽情靈

根斬伐脫失精氣服此丹即得殺蟲益壽

赤蟲圖

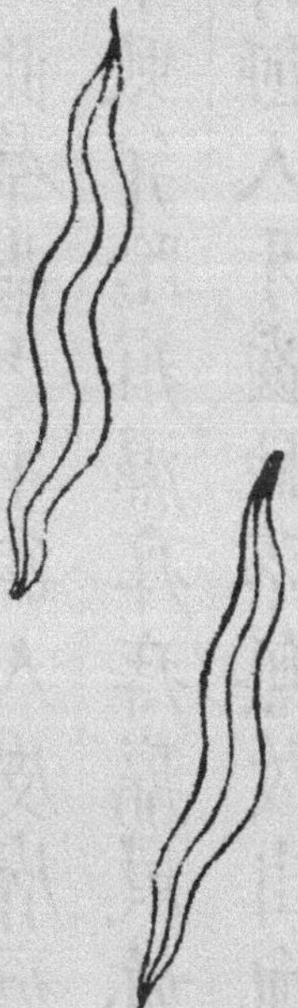

赤蟲色赤令人無氣虛憊腰重眼昏兩耳鳴聾陰痒盜汗精滑冷脫膂痛背悶骨髓酸疼飲食無味腸胃虛吼精隨水轉化入小便氣濁血滯結成瘡腫癰疽致夭先服鎮心安魂補虛藥固閉二門使榮衛交通蟲自消化形骸不枯矣

蟯蟲圖

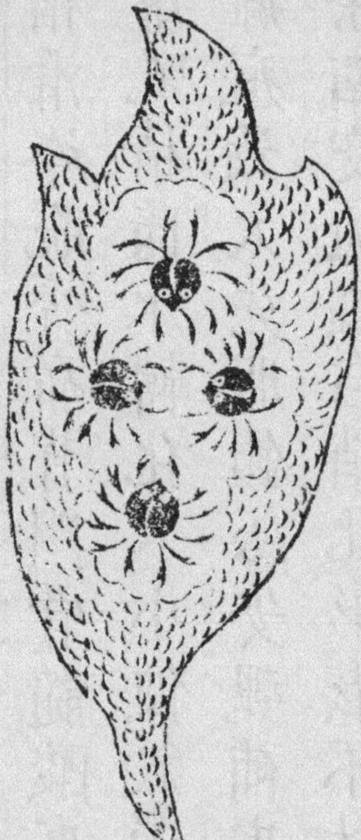

蟯蟲四蟲微紫周帀細蟲並黒微蟲周帀無數細如芥子也此羣蟲之主爲人皮膚瘡疥惡癬頭上白屑甲虱幷陰疽濕痒痔瘺鼠妳白癲等風無所不作蝕人牙齒蚛落無故出血臭氣衝人及腳下窩旋頑癉大風癩瘡遍身膿血尸臭

眉毛墜落肉色漸加青黑遞相易人父子絕骨肉之親夫妻棄義合之體故聖賢留妙訣至藥先沐浴齋戒然後服煎藥殺三尸蟲而免害子孫也保其形體安康也

伊羊蟲圖

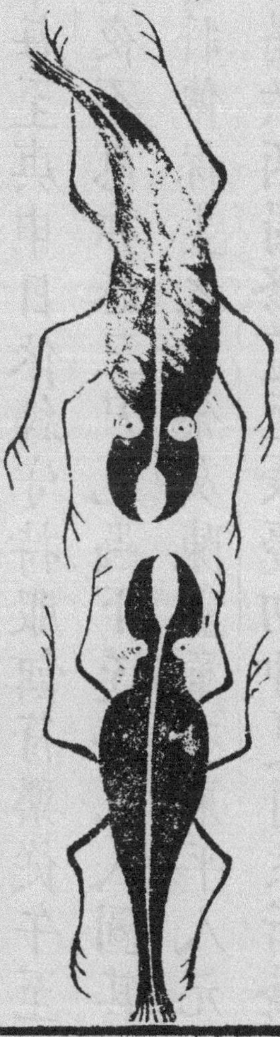

西蜀青城山道士趙希夷道業精微登山歷險

時彭州刺史庾河郎中迎在州中師事之後經數年每至庚申日依經守持服餌符藥從午至子晝夜不息亦感三尸九蟲下遂命工人圖其形質將傳保生之人余友陳靈章本東平人元和中届於西蜀修道至長慶初仲夏月於新橋道友李玄會家絕糧一百餘日攻氣術服陽精水銀靈藥每日服水三盞至九十七日日與一盞覺腹中微痛須臾之間其痛轉甚似欲遊退李公云九十餘日不食必無滓穢應有異事今

於盆子中退良久間下一團脂膜轉動不住以水洗之膜透乃見有蟲兩枚髭爪俱備色黑每箇有脚六隻髭長五分丹眼足頭如朱點似柳樹上蟲俗呼伊羊遂取手拳之如石鼠衆異之嗟乎五藏有如是之蟲人豈得長壽陳君服退下此蟲畢顏如童稚耳目聰明後入青城山不復出乃編入策并圖其形將警來者

傳胎知

命蟲圖

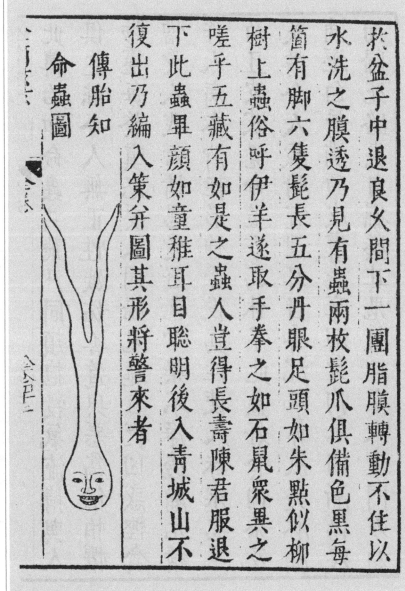

此傳胎知命蟲共飛尸同類抱穀氣流精與人俱生能令人無正性嫉妬善道與惡爲侶怕懼陽靈每發嗔怒要人同歸鬼趣日夜凶惑慳貪憎愛人我六情恩愛好色牽染不淨透漏元精作人病本消耗形神勞役真性使人銖求急急苟且波波覺命盡方爲休了此蟲好食肉茶及炙煿令人藏腑宣泄耳目昏沉口鼻氣臭淋漏滴瀝白屑滿頭皮膚瘙痒渾身拘急內漸傷殘而歸死路蟲自擺撥其鬼將口塞人生門方始

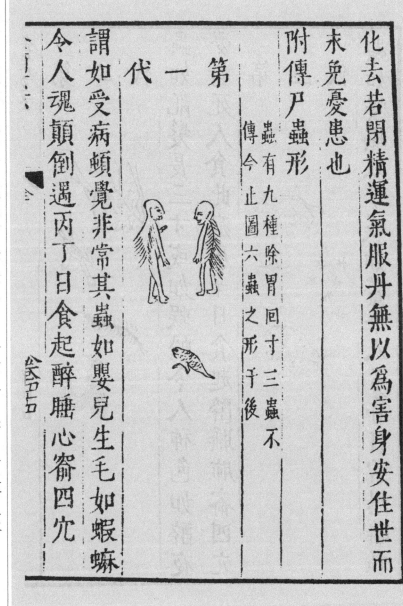

化去若閉精運氣服丹無以爲害身安住世而
未免憂患也

附傳尸蟲形

蟲有九種除胃回寸三蟲不
傳今止圖六蟲之形于後

第一代

謂如受病頻覺非常其蟲如嬰兒生毛如蝦蟆
令人魂顛倒遏丙丁日食起醉膔心窬四穴

第二代

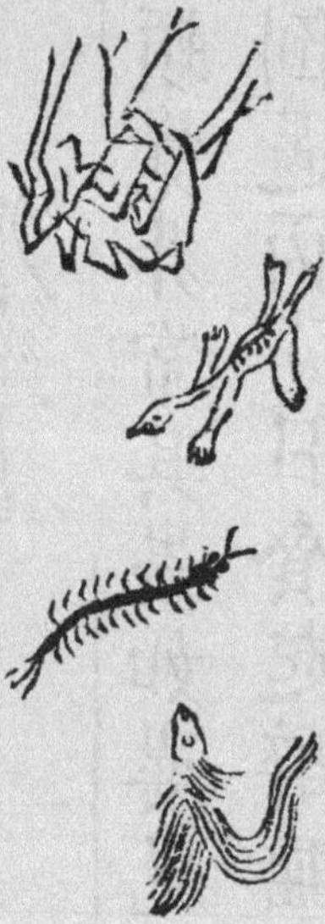

蟲如亂髮長三寸或如蜈蚣令人神色如醉夜夢對死人食此症庚辛日食起醉聽肺窬四穴

第三代

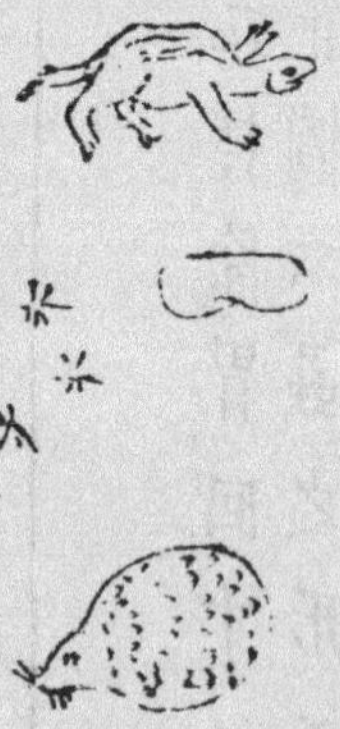

蟲如螻蟻蚊子或如鱉令人多昏日常思聽嘔

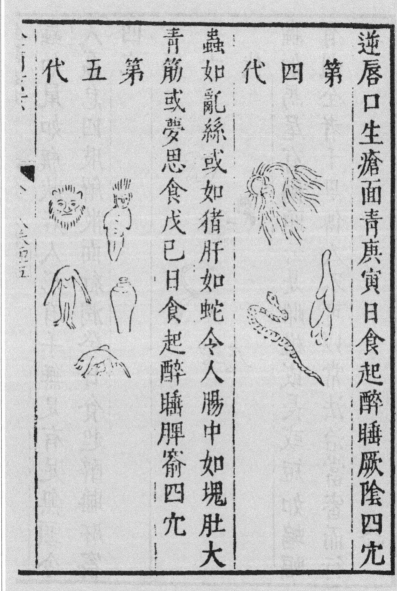

逆脣口生瘡面青庚寅日食起醉膈厥陰四穴

第四代

蟲如亂絲或如猪肝如蛇令人腸中如塊肚大

青筋或夢思食戊己日食起醉膈脾俞四穴

第五代

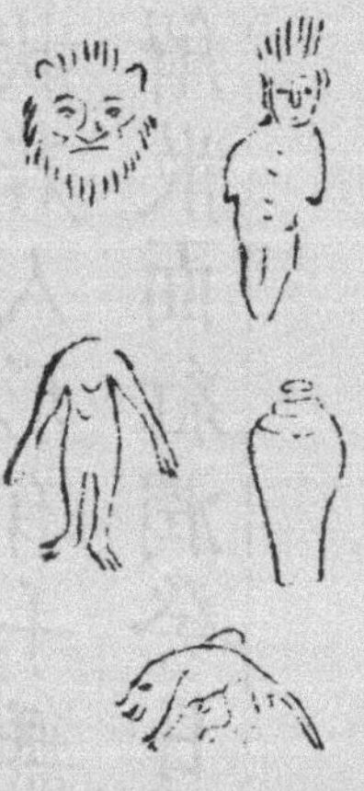

蟲如鼠如瓶狀若人形有手無足有足無頭令人羸怠四肢解散面紅潤癸日食起醉睡肝窬四穴

第六代

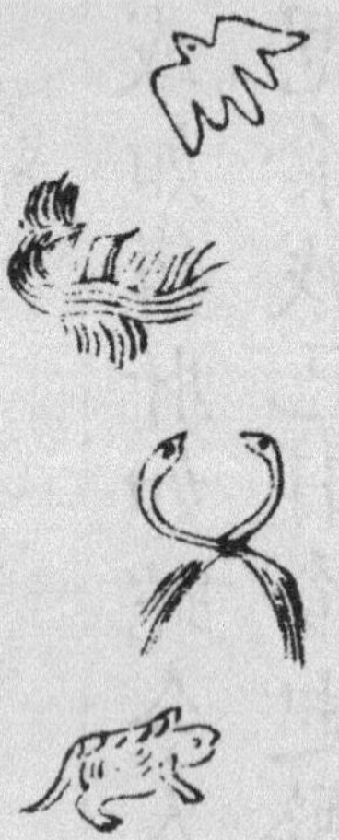

蟲如馬尾有兩頭云是雌雄或長或短如蝙蝠有過全者千里傳人不可以常法治當審而行之

終

逍遥子導引訣目録

逍遙子導引訣目錄終

逍遥子導引訣

逍遥子　著
周履靖　校
金陵梓行

水潮除後患

平明睡醒時即起端坐凝神息慮舌抵上腭閉口調息津液自生漸至滿口分作三次以意送下久行之則五臟之邪火不炎四肢之氣血流暢諸疾不生永除後患老而不衰逍遥子云津

液頻生在舌端尋常嗽嚥入丹田於中暢美無凝滯百日功靈可注顏

火起得長安

子午二時存想真火自湧泉穴起先從左足行上玉枕過泥丸降入丹田三遍次從右足亦行三遍復從尾閭起又行三遍久久純熟則百脉流通五臟無滯四肢健而百骸理也逍遙子云陽火須知自下生陰符上降落黃庭周流不息精神固此是真人大鍊形

夢失封金櫃

慾動則火熾火熾則神疲神疲則精滑而夢失也寤寐時調息思神以左手搓臍二七右手亦然復以兩手搓脇腹擺搖七次嚥氣納于丹田握固良久迺止屈足側臥永無走失逍遥子云

精滑神疲慾火攻夢中遺失致傷生搓摩有法君須記絕慾除貪是上乘

形衰守玉関

百慮感中萬事勞形所以衰也返老還童非金

丹不可然金丹豈易得哉善攝生者行住坐卧一意不散固守丹田默運神氣冲透三關自然生精生氣則形可以壯老可以耐矣逍遥子云

卻老扶衰别有方不須身外覓陰陽玉關謹守常淵默氣足神全壽更康

鼓呵消積聚

有因食而積者有因氣而積者久則脾胃受傷醫藥難治孰若節飲食戒嗔怒不使有積聚爲妙患者當升身閉息鼓動胷腹俟其氣滿緩緩

呵出如此行五七次便得通快即止逍遥子云
氣滯脾虚食不消胃中鬱悶最難調徐徐呵鼓
潛通泰疾退身安莫久勞

兜禮治傷寒

元氣虧弱腠裡不密則風寒傷感患者端坐盤足以兩手緊兜外腎閉口緘息存想真氣自尾閭升過夾脊透泥丸逐其邪氣低頭屈抑如禮拜狀不拘数以汗出爲度其疾即愈逍遥子云
踋趺端坐向蒲團手握陰囊意要專運氣叩頭

三五遍頓令寒疾立時安

叩齒牙無疾

齒之有疾乃脾胃之火薰蒸侵晨睡醒時叩齒三十六通以舌攪牙齦之上不論变数津液滿口方可嚥下每作三次乃止及凡小解之時閉口緊叩其齒解畢方開永無齒疾逍遥子云熱極風生齒不寧侵晨叩齒自揑揑若教運用無睽隔還許他年老復丁

升觀鬂不斑

思慮太過則神耗氣虛血敗而鬂斑以子午時握固端坐凝神絕念兩眼含光上視泥丸存想追攝二氣自尾閭上升下降返還元海每行九遍久則神全氣血充足鬂可返黑也逍遥子云神氣冲和精自全存無守有養胎僊心中念慮皆消滅要學神仙也不難

運睛除眼翳

傷熱傷氣肝虛腎虛則眼昏生翳日久不治盲瞎必矣每日睡起時趺坐凝息塞兑垂簾將雙

目輪轉十四次緊閉少時忽然大睜行久不替內障外翳自散切忌色慾弁書細字逍遥子云

喜怒傷神目不明垂簾塞兌養元精精生氣化神來復五內陰魔盡失驚

掩耳去頭旋

邪風入腦虛火上攻則頭目昏旋偏正作痛久則中風不語半身不遂亦由此致治之須靜坐升身閉息以兩手掩耳折頭五七次存想元神逆上泥丸以逐其邪自然風邪散去逍遥子云

視聽無聞意在心神從髓海逐邪氣更兼精氣無虛耗可學蓬萊境上人

托踏應輕骨

四肢亦欲得小勞譬如戶樞終不朽熊經鳥伸吐納導引皆養生之用也平時雙手上托如舉大石兩脚前踏如履平地存想神氣依按四時噓呵二七次則身健體輕足耐寒暑逍遥子云精氣冲和五臟安四肢完固骨強堅雖然未得刀圭餌且住人間作地僊

搓塗自美顏

顏色憔悴良由心思過度勞碌不謹每晨靜坐閉目凝神存養神氣冲澹自內達外兩手搓熱拂面七次仍以嗽津塗面搓拂數次行之半月則皮膚光潤容顏恍澤大過尋常矣逍遥子云

慾寡心虛氣血盈自然五臟得和平衰顏仗此增光澤不羡人間五等榮

閉摩通滯氣

氣滯則痛血滯則腫滯之爲患不可不慎治之

須澄心閉息以左手摩滯七七遍右手亦然復以津塗之勤行七日則氣通血暢永無凝滯之患修養家所謂乾沐浴者卽此義也逍遙子云榮衛流行不暫休一纔凝滯便堪憂誰知閉息能通暢此外何須別討求

凝抱固丹田

神一出便收來神返身中氣自回如此朝朝并暮暮自然赤子產真胎此凝抱之功也平時靜坐存想元神入於丹田隨意呼吸旬日丹田完

固百日靈明漸通不可或作或輟也逍遥子云丹田完固氣歸根氣聚神凝道合真久視定須從此始莫教虛度好光陰

淡食能多補

五味之於五臟各有所宜若食之不節必致虧損孰若食淡謹節之爲愈也然此淡亦非棄絕五味特言欲五味之冲淡爾儒翁有云斷鹽不是道飲食無滋味可見其不絕五味逍遥子云厚味傷人衆所知能甘淡泊是吾師三千功行

從玆始天鑒行藏信有之

無心得大還

大還之道聖道也無心者常清常靜也人能常清靜天地悉皆歸何聖道之不可傳大還之不可得哉清靜經已盡言之矣脩真之士體而行之欲造夫清真靈妙之境若反掌爾逍遥子云

有作有爲云至要無聲無臭語方奇中秋午夜通消息明月當空造化基

唐宋衛生歌

嘉禾梅顛道人周履靖編次
金陵荆山書林梓行

衛生歌

唐孫思邈

天地之間人爲貴頭象天兮足象地父母遺體宜保之箕裘五福壽爲最衛生切要知三戒大怒大慾并大醉三者若還有一焉須防損失真元氣欲求長生先戒性火不出兮神自定木還去火不成灰人能戒性還延命貪慾無窮亾却

精用心不已失元神勞形散盡中和氣更仗何
能保此身心若太費費則竭形若太勞勞則怯
神若太傷傷則虛氣若太損損則絕世人欲識
衛生道喜樂有常嗔怒少心誠意正思慮除順
理修身去煩惱春噓明目夏呵心秋呬冬吹肺
腎寧四季長呼脾化食三焦嘻却熱難停髮宜
多梳氣宜煉齒宜數叩津宜嚥子欲不死修崑
崙雙手揩摩常在面春月少酸宜食甘冬月宜
苦不宜鹹夏月增辛聊減苦秋辛可省但教酸

季月少鹹甘畧戒自然五臟保平安若能全減身康健滋味偏多無病難春寒莫放綿衣薄夏月多汗須換着秋冬衣冷漸加添莫待病生纔服藥惟有夏月難調理伏陰在內忌冰水瓜桃生冷宜少飡免至秋來成瘧痢心旺腎衰宜切記君子之人能節制常令充實勿空虛日食須當去油膩太飽傷神飢傷胃太渴傷血多傷氣飢飡渴飲莫太過免致膨脝損心肺醉後强飲飽强食未有此身不生疾人資飲食以養生去

其甚者將安適食後徐行百步多手搓臍腹食消磨夜半靈根灌清水丹田濁氣切須呵飲酒可以陶情性太飲過多防有病肺為華盖倘受傷咳嗽勞神能損命慎勿將塩去點茶分明引賊入其家下焦虛冷令人瘦傷腎傷脾防病加坐卧防風來腦後腦內入風人不壽更兼醉飽卧風中風纔着體成災咎鳫有序兮犬有義黑鯉朝北知臣禮人無禮義反食之天地神明終不喜養體須當節五辛五辛不節反傷身莫教

引動虛陽發精竭容枯疾病侵不問在家并在外君遇迅雷風雨大急須端肅畏天威靜室收心宜謹戒恩愛牽纏不自由利名縈絆幾時休放寬些子自家福免致中年早白頭頂天立地非容易飽食暖衣寧不愧思量無以報洪恩晨夕焚香頻懺悔身安壽永事如何胸次平夷積善多惜命惜身兼惜氣請君熟玩衛生歌

續衛生歌

宋真德秀

世言服靈丹餌仙果白日而輕舉者但

聞而未見也至如運氣之術甚近養生之道人稟血氣而生攝生論云攝生之要在去其害生者此明言也予所編去病歌蓋採諸家養生之要而爲言能依而行之則獲安樂若盡其要妙亦長年之覬今録其歌于後曰

萬物惟人爲最貴百歲光陰如旅寄自非留意脩養中未免病苦爲心累何必飡霞餌大藥妄意延齡等龜鶴但於飲食嗜慾間去其甚者將

安樂食後徐徐行百步兩手摩脇并摩肚須臾
轉手摩腎堂謂之運動水與土仰面仍呵三四
呵自然食毒氣消磨醉眠飽卧俱無益渴飲飢
飡猶戒多食不欲粗并欲速乍可少飡相接續
若教一飽頓充腸損氣傷脾非爾福生飡粘膩
筋韌物自死牲牢皆勿食饅飳閉氣不相資生
膾偏招脾胃病酢醬胎卵兼油膩陳臭醃酸盡
陰類老衰莫欲更食之是借寇兵無以異炙爊
之物須冷吃不然損齒傷血脉晚食常宜申酉

前向夜徒勞滯胃膈飲酒莫教令大醉太醉傷
神損心志渴來飲水兼吃茶腰脚軟酸成重腿
嘗聞避風如避箭坐卧須當預防患況因食後
毛孔開風纔一入成癱瘓不問四時俱暖酒太
熱不須難向口五味偏多不益人恐隨臟腑成
殃咎視聽行坐不必久五勞七傷從此有四肢
亦欲得小勞譬如戶樞終不朽卧不厭踧覺貴
舒飽則入浴飢則梳梳多浴少益心目默寢暗
眠神晏如四時惟夏難調攝伏陰在內腹冷滑

補腎腸藥不可無食物稍冷休哺啜心旺腎衰何所忌特忌疏通泄精氣寢處尤宜綿密間晏居靜慮和心意沐浴盥漱皆暖水卧冷枕凉俱勿喜瓜桃生菜不宜人豈獨秋來多瘧痢伏陽在内三冬月切忌汗多陽氣泄陰霧之中無遠行暴雨晨雷宜速避道家更有頤生旨第一令人少嗔恚秋冬日出始求衣春夏雞鳴宜早起子後寅前睡覺來瞑目叩齒二七回吸新吐故毋令誤嚥漱玉泉還養胎熱摩手心熨兩眼仍

受指擦額與面中指時將摩鼻脛左右眼耳擦數遍更能乹浴遍身間按脞時須紐兩肩總有風勞諸冷氣何憂腰背復拘攣噓呵呼嘻吹及呬行氣之人分六字果能依用口訣中新舊有疴皆可治聲色雖能屬少年稍知節度乃無愆閉精息氣宜早聞莫使羽苞火中燃有能操履長方正於名無貪利無競縱向歌中未盡行百行週身亦無病

唐宋衛生歌　終

重廣補注黄帝内經素問（一）

上海涵芬樓　影明顧氏翻宋本

重廣補注黄帝内經素問

一

重廣補注黄帝内經素問

四部叢刊子部

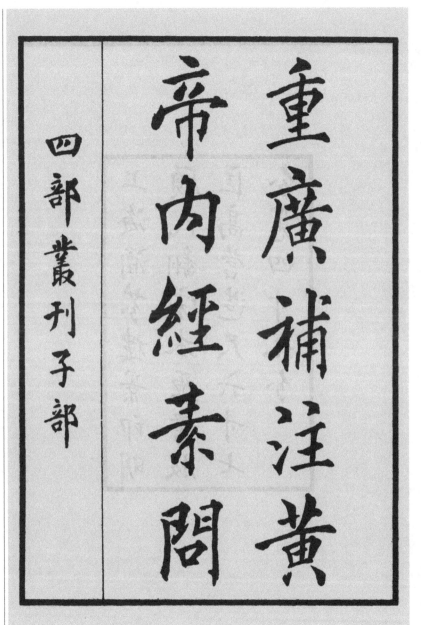

上海涵芬樓景印明
顧氏翻宋本原書版
匡高營造尺六寸七
分寬四寸九分

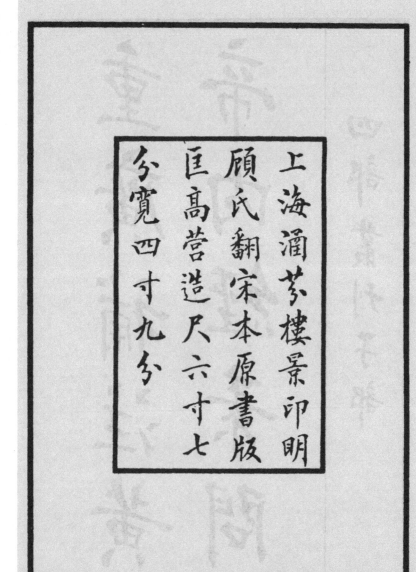

黄帝内經目録

重廣補注黃帝内經素問序

臣聞安不忘危存不忘亡者往聖之先務求民之瘼恤民之隱者上主之深仁在昔黃帝之御極也以理身緒餘治天下坐於明堂之上臨觀八極考建五常以謂人之生也負陰而抱陽食味而被色外有寒暑之相盪内有喜怒之交侵天昬札瘥國家代有將欲斂時五福以敷錫厥庶民乃與岐伯上窮天紀下極地理遠取諸物近取諸身更相問難垂法以福萬世於是雷公之倫授業傳之而内經作矣歷代寶之未有失墜蒼周之興秦和述六氣之論具明於左史厥

後越人得其一二演而述難經西漢倉公傳其舊學東漢仲景撰其遺論晉皇甫謐剌而爲甲乙及隋楊上善纂而爲太素時則有全元起者始爲之訓解闕第七一通迄唐寶應中太僕王冰篤好之得先師所藏之卷大爲次註猶是三皇遺文爛然可觀惜乎唐令列之醫學付之執技之流而薦紳先生罕言之去聖已遠其術晻昧是以文注紛錯義理混淆殊不知三墳之餘帝王之高致聖賢之能事唐堯之授四時虞舜之齊七政神禹修六府以興帝功文王推六子以叙卦氣伊尹調五味以致君箕子陳五行以佐世

其致一也柰何以至精至微之道傳之以至下至淺之人其不廢絕爲巳幸矣頃在嘉祐中
仁宗念
聖祖之遺事將墜于地廼
詔通知其學者俾之是正臣等承乏典校伏念旬歲遂乃搜訪中外裒集衆本寖尋其義正其訛舛十得其三四餘不能具竊謂未足以稱
明詔副
聖意而又採漢唐書録古醫經之存於世者得數十家叙而考正焉貫穿錯綜磅礴會通或端本以尋支

或泝流而討源定其可知次以舊目正繆誤者六千餘字增注義者二千餘條一言去取必有稽考𢴤文疑義於是詳明以之治身可以消患於未兆施於有政可以廣生於無窮恭惟

皇帝撫大同之運擁無疆之休述先志以奉成興微學而永正則和氣可召災害不生陶一世之民同躋于壽域矣

國子博士臣高保衡　光禄卿直秘閣臣林億等謹上

重廣補註黃帝内經素問序

啓玄子王冰撰 新校正云按唐人物志冰仕唐爲太僕令年八十餘以壽終

夫釋縛脱艱全真導氣拯黎元於仁壽濟羸劣以獲安者非三聖道則不能致之矣孔安國序尚書曰伏羲神農黃帝之書謂之三墳言大道也班固漢書藝文志曰黃帝内經十八卷素問即其經之九卷也兼靈樞九卷迺其數焉 新校正云詳王氏此説蓋本皇甫士安甲乙經之序彼云七略藝文志黃帝内經十八卷今有鍼經九卷素問九卷共十八卷即内經也故王氏遵而用之又素問外九卷漢張仲景及西晉王叔和脉經只爲之九卷皇甫士安名爲鍼經亦專名九卷楊玄操云黃帝内經二帙帙各九卷按隋書經籍志謂之九靈王冰名爲靈樞 雖復年移代革而授學猶存懼非其人而時有所隱故第七一卷師氏藏之今

之奉行惟八卷爾然而其文簡其意博其理奧其趣深天地之象分陰陽之候列變化之由表死生之兆彰不謀而遐邇自同勿約而幽明斯契稽其言有徵驗之事不忒誠可謂至道之宗奉生之始矣假若天機迅發妙識玄通蕆謀雖屬乎生知標格亦資於詁訓未嘗有行不由逕出不由戶者也然刻意研精探微索隱或識契真要則目牛無全故動則有成猶鬼神幽贊而命世奇傑時時間出焉則周有秦公（新校正云按別本一作和緩）漢有淳于公魏有張公華公皆得斯妙道者也咸日新其用大濟蒸人華葉遞榮聲實相副蓋教之

著矣亦天之假也冰弱齡慕道夙好養生幸遇眞經式爲龜鏡而世本紕繆篇目重疊前後不倫文義懸隔施行不易披會亦難歲月既淹襲以成弊或一篇重出而别立二名或兩論併吞而都爲一目或問荅未已别樹篇題或脱簡不書而云世闕重合經而冠鍼服併方宜而爲欬篇隔虛實而爲逆從合經絡而爲論要節皮部爲經絡退至教以先鍼諸如此流不可勝數且將升岱嶽非逕奚爲欲詣扶桑無舟莫適乃精勤博訪而并有其人歷十二年方臻理要詢謀得失深遂夙心時於先生郭子齋堂受得先師張公秘

本文字昭晰義理環周一以參詳群疑冰釋恐散於末學絕彼師資因而撰註用傳不朽兼舊藏之卷合八十一篇二十四卷勒成一部新校正云詳素問第七卷亡已久矣按皇甫士安晉人也序甲乙經云亦有亡失隋書經籍志載梁七録亦云止存八卷全元起隋人所注本乃無第七王冰唐寶應中人上至晉皇甫謐甘露中巳六百餘年而冰自爲得舊藏之卷今竊疑之仍觀天元紀大論五運行論六微旨論氣交變論五常政論六元正紀論至真要論七篇居今素問四卷篇卷浩大不與素問前後篇卷等又且所載之事與素問餘篇略不相通竊疑此七篇乃陰陽大論之文王氏取以補所亡之卷猶周官亡冬官以考功記補之之類也又按漢張仲景傷寒論序云撰用素問九卷八十一難經陰陽大論是素問與陰陽大論兩書甚明乃王氏并陰陽大論於素問中也要之陰陽大論亦古醫經終非素問第七矣冀乎究尾明首尋註會經開發童蒙宣揚至理而已其中簡脫文斷義不相接者搜求經論所有遷移以補其處篇目墜缺指事不明者量其意趣加字以昭

其義篇論吞并義不相涉闕漏名目者區分事類別目以冠篇首君臣請問禮儀乖失者考校尊卑增益以光其意錯簡碎文前後重疊者詳其指趣削去繁雜以存其要辭理秘密難粗論述者別撰玄珠以陳其道新校正云詳王氏玄珠世無傳者今有玄珠十卷昭明隱旨三卷蓋後人附託之文也雖非王氏之書亦於素問第十九卷至二十二四卷頗有發明其隱旨三卷與今世所謂天元玉冊者正相表裏而與王氷之義多不同凡所加字皆朱書其文使今古必分字不雜糅庶厥昭彰聖旨敷暢玄言有如列宿高懸奎張不亂深泉淨瀅鱗介咸分君臣無夭枉之期夷夏有延齡之望俾工徒勿誤學者惟明至道流行徽音累屬千載之後方

知大聖之慈惠無窮時大唐寶應元年歲次壬寅序

將仕郎守殿中丞孫　兆　重改誤

朝奉郎守國子博士同校正醫書騎都尉賜緋魚袋高　保衡

朝奉郎守尚書屯田郎中同校正醫書騎都尉賜緋魚袋孫　奇

朝散大夫守光祿卿直秘閣判登聞檢院上護軍林　億

重廣補註黄帝内經素問卷第一

新校正云按王氏不觧所以名素問之義及素問之名起於何代按隋書經籍志始有素問之名甲乙經序晉皇甫謐之文已云素問論病精辨王叔和西晉人撰脉經云出素問鍼經漢張仲景撰傷寒卒病論集云撰用素問是則素問之名著於隋志上見於漢代也自仲景已前無文可見莫得而知據今世所存之書則素問之名起漢世也所以名素問之義全元起有説云素者本也問者黄帝問岐伯也方陳性情之源五行之本故曰素問元起雖有此解義未甚明按乾鑿度云夫有形者生於無形故有太易有太初有太始有太素太易者未見氣也太初者氣之始也太始者形之始也太素者質之始也氣形質具而痾瘵由是萌生故黄帝問此太素質之始也素問之名義或由此

啓玄子次註林億孫奇高保衡等奉敕校正孫兆重改誤

上古天真論　四氣調神大論

生氣通天論　金匱真言論

上古天真論篇第一

新校正云按全元起注本在第九卷王氏重次篇第移冠篇首今注逐篇必具全元起本之卷

第者欲存素問舊第目見今之篇次皆王氏之所移也

昔在黃帝生而神靈弱而能言幼而徇齊長而敦敏成而登天

有熊國君少典之子姓公孫徇疾也敦信也敏達也習用干戈以征不享平定天下殄滅蚩尤以土德王都軒轅之丘故號之曰軒轅黃帝後鑄鼎於鼎湖山鼎成而白日升天羣臣葬衣冠於橋山墓今猶在

廼問於天師曰余聞上古之人春秋皆度百歲而動作不衰今時之人年半百而動作皆衰者時世異耶人將失之耶

天師岐伯也

岐伯對曰上古之人其知道者法於陰陽和於術數

上古謂玄古也知道謂知修養之道也夫陰陽者天地之常道術數者保生之大倫故修養者必謹先之老子曰萬物負陰而抱陽沖氣以爲和四氣調神大論曰陰陽四時者萬物之終始死生之本逆之則災害生從之則苛疾不起是謂得道此之謂也

食飲有節起居有常不妄作勞

食飲者充虛之滋味起居者動止之綱紀故修養者謹而行之痺論曰飲食自倍腸胃乃傷生氣通天論曰起居如驚神氣乃浮是惡妄動也

廣成子曰必靜必清無勞汝形無揺汝精乃可以長生故聖人先之也　新校正云按全元起注本云飲食有常節起居有常度不妄不作太素同楊上善云以理而取聲色芳味不妄視聽也循理而動不爲分外之事

故能形與神俱而盡終其天年度百歲乃去

形與神俱同臻壽分謹於修養以奉天真故盡得終其天年去謂去離於形骸也靈樞經曰人百歲五藏皆虛神氣皆去形骸獨居而終矣以其知道故年長壽延年度百歲謂至一百二十歲也尚書洪範曰一曰壽百二十歲也

今時之人不然也

動之死地離於道也

以酒爲漿

溺於飲也

以妄爲常

寡於信也

醉以入房

過於色也

以欲竭其精以耗散其真

樂色曰欲輕用曰耗樂色不節則精竭輕用不止則真散是以聖人愛精重施髓滿骨堅老子曰弱其志強其骨河上公曰有欲者亡身曲禮曰欲不可縱　新校正云按甲乙經耗作好

不知持滿不時御神

言輕用而縱欲也老子曰持而盈之不如其已言愛精保神如持盈滿之器不慎而動則傾竭天真真誥曰常不能愼事自致百痾豈可怨咎於神明乎此之謂也　新校正云按別本時作解

務快其心逆於生樂

快於心欲之用則逆養生之樂矣老子曰甚愛必大費此之類歟夫甚愛而不能救議道而以爲未然者伐生之大患也

起居無節故半百

而衰也亦耗散而致是也夫道者不可斯須離於道則壽不能終盡於天年矣老子曰物壯則老謂之不道不道早亡此之謂離道也夫上古聖人之教下也皆謂之虛邪賊風避之有時邪乘虛入是謂虛邪竊害中和謂之賊風避之有時謂八節之日及太一入從之於中宮朝八風之日也靈樞經曰邪氣不得其虛不能獨傷人明人虛乃邪勝之也新校正云按全元起注本云上古聖人之教也下皆為之太素千金同楊上善云上古聖人使人行者身先行之為不言之教不言之教勝有言之教故下百姓倣行者眾故曰下皆為之太一入從於中宮朝八風義具天元玉冊中恬惔虛无眞氣從之精神內守病安從來恬惔虛无靜也法道清淨精氣內持故其氣邪不能為害是以志閑而少欲心安而不懼形勞而不倦內機息故少欲外紛靜故心安然情欲兩亡是非一貫起居皆適故不倦也氣從以順各從其欲皆得所願志不貪故所欲皆順心易足故所願從以不異求故無難得也老子曰知足不辱知止不殆可以長久故美其食順精麤也新校正云按別本美一作甘任其服隨美惡也樂其俗去傾慕也高下不相慕其民故曰朴至無求也是所謂心足也老子曰禍莫大於不知足咎莫大於欲得故知

足之足常足矣蓋非謂物足者爲知足心足者乃爲知足矣不恣於欲是則朴同故聖人去我無欲而民自朴　新校正云按别本云曰作日是以嗜欲不能勞其目淫邪不能惑其心目不妄視故嗜欲不能勞心與玄同故淫邪不能惑老子曰不見可欲使心不亂又曰聖人爲腹不爲目也愚智賢不肖不懼於物故合於道情計兩亡不爲謀府冥心一觀勝負俱捐故心志保安合同於道庚桑楚曰全汝形抱汝生無使汝思慮營營　新校正云按全元起注本云合於道數所以能年皆度百歲而動作不衰者以其德全不危也不涉於危故德全也莊子曰執道者德全德全者形全形全者聖人之道也又曰無爲而性命不全者未之有也帝曰人年老而無子者材力盡邪將天數然也材謂材幹可以立身者岐伯曰女子七歲腎氣盛齒更髮長老陽之數極於九少陽之數次於七女子爲少陰之氣故以少陽數偶之明陰陽氣和乃能生成其形體故七歲腎氣盛齒更髮長二七而天癸至任脉通太衝脉盛月事以時下故有子癸謂壬癸北方水干名也任脉衝脉皆奇經脉也腎氣全盛衝任流通經血漸盈應

時而下天眞之氣降與之從事故去天癸也然衝爲血海任主胞胎二者相資故能有子所以謂之月事者平和之氣常以三旬而一見也故愆期者謂之有病　新校正云按全元起注本及太素甲乙經俱作伏衝下太衝同 三七腎氣平均故眞牙生而長極 眞牙謂牙之最後生者腎氣平而眞牙生者表牙齒爲骨之餘也 四七筋骨堅髮長極身體盛壯 女子天癸之數七七而終年居四七材力之半故身體盛壯長極於斯 五七陽明脉衰面始焦髮始墮 陽明之脉氣營於面故其衰也髮墮面焦靈樞經曰足陽明之脉起於鼻交頞中下循鼻外入上齒中還出俠口環脣下交承漿却循頤後下廉出大迎循頰車上耳前過客主人循髮際至額顱手陽明之脉上頸貫頰入下齒縫中還出俠口故面焦髮墮也 六七三陽脉衰於上面皆焦髮始白 三陽之脉盡上於頭故三陽衰則面皆焦髮始白所以衰者婦人之生也有餘於氣不足於血以其經月數泄脫之故 七七任脉虛太衝脉衰少天癸竭地道不通故形壞而無子也 經水絶止是爲地道不通衝任衰微故云形壞無子 丈夫八歲腎氣實髮長齒更 老陰之數極於十少陰之數次於八男子爲少陽之氣故以少陰數合之易繫辭曰天九地十則其

數也

二八腎氣盛天癸至精氣溢寫陰陽和故能有子男女有陰陽之質不同天癸則精血之形亦異陰靜海滿而去血陽動應合而泄精二者通和故能有子易繫辭曰男女構精萬物化生此之謂也三八腎氣平均筋骨勁强故眞牙生而長極以其好用故爾四八筋骨隆盛肌肉滿壯丈夫天癸八八而終年居四八亦材之半也五八腎氣衰髮墮齒槁腎主於骨齒爲骨餘腎氣旣衰精無所養故令髮墮齒復乾枯六八陽氣衰竭於上面焦髮鬢頒白陽氣亦陽明之氣也靈樞經曰足陽明之脉起於鼻交頞中下循鼻外入上齒中還出侠口環脣下交承漿却循頤後下廉出大迎循頰車上耳前過客主人循髮際至額顱故衰於上則面焦髮鬢白也七八肝氣衰筋不能動天癸竭精少腎藏衰形體皆極肝氣養筋肝衰故筋不能動腎氣養骨腎衰故形體疲極天癸已竭故精少也匪惟材力衰謝固當天數使然八八則齒髮去陽氣竭精氣衰故齒髮不堅離形骸矣去落也腎者主水受五藏六府之精而藏之故五藏盛乃能寫五藏六府精氣

（淫溢而滲灌於腎腎藏乃受而藏之何以明之靈樞經曰五藏主藏精藏精者不可傷由是則五藏各有精隨用而灌注於腎此乃腎為都會關司之所非腎一藏而獨有精故曰五藏盛乃能寫也）今五藏皆衰筋骨解墮天癸盡矣故髮鬢白身體重行步不正而無子耳（所謂物壯則老謂之天道者也）帝曰有其年已老而有子者何也（言似非天癸之數也）岐伯曰此其天壽過度氣脉常通而腎氣有餘也（所禀天真之氣本自有餘也）此雖有子男不過盡八八女不過盡七七而天地之精氣皆竭矣（雖老而生子子壽亦不能過天癸之數）帝曰夫道者年皆百數能有子乎岐伯曰夫道者能却老而全形身年雖壽能生子也（是所謂得道之人也道成之證如下章云）黃帝曰余聞上古有真人者提挈天地把握陰陽（真人謂成道之人也夫真人之身隱見莫測其為小也入於无間其為大也徧於空境其變化也出入天地內外莫見迹順至真以表道成之

證凡如此者故能提挈天地把握陰陽也呼吸精氣獨立守神肌肉若一真人心合於氣氣合於神神合於无故呼吸精氣獨立守神肌膚若冰雪綽約如處子　新校正云按全元起注本云身肌宗一太素同楊上善云真人身之肌體與太極同質故云宗一故能壽敝天地无有終時體同於道壽與道同故能无有終時而壽盡天地也敝盡也此其道生惟至道生乃能如是中古之時有至人者淳德全道全其至道故曰至人然至人以此淳朴之德全彼妙用之道　新校正云詳楊上善云積精全神能至於德故稱至人和於陰陽調於四時和謂同和調謂調適言至人動靜必適中於四時生長收藏之令參同於陰陽寒暑升降之宜去世離俗積精全神心遠世紛身離俗染故能積精而復全神游行天地之間視聽八達之外神全故也庚桑楚曰神全之人不慮而通不謀而當精照无外志凝宇宙若天地然又曰體合於心心合於氣氣合於神神合於无其有介然之有唯然之音雖遠際八荒之外近在眉睫之內來于我者吾必盡知之夫如是者神全故所以能矣此蓋益其壽命而強者也亦歸於真人同歸於道也其次有聖人者處天地之和從

八風之理與天地合德與日月合明與四時合其序與鬼神合其吉凶故曰聖人所以處天地之淳和順八風之正理者欲其養正避彼虛邪適嗜欲於世俗之間无恚嗔之心聖人志深於道故適於嗜欲心全廣愛故不有恚嗔是以常德不離歿身不殆行不欲離於世被服章新校正云詳被服章三字疑衍此三字上下文不屬舉不欲觀於俗聖人舉事行止雖常在時俗之間然其見爲則與時俗有異爾何者貴法道之清靜也老子曰我獨異於人而貴求食於母母亦諭道也外不勞形於事內无思想之患聖人爲无爲事無事是以內无思想外不勞形以恬愉爲務以自得爲功恬靜也愉悅也法道清靜適性而動故悅而自得也形體不敝精神不散亦可以百數外不勞形內无思想故形體不敝精神保全神守不離故年登百數此蓋全性之所致爾庚桑楚曰聖人之於聲色滋味也利於性則取之害於性則捐之此全性之道也敝疲敝也其次有賢人者法則天地象似日月次聖人者謂之賢人然自強不息精了百端不慮而通發謀必當志同於天地心燭於洞幽故云法則天地象似日月也辯列星辰逆從陰陽分別四時星衆星也辰北辰也

辯列者謂定內外星官座位之所於天三百六十五度遠近之分次也逆從陰陽者謂以六甲等法逆順數而推步吉凶之徵兆也陰陽書曰人中甲子從甲子起以乙丑爲次順數之地下甲子從甲戌起以癸酉爲次逆數之此之謂逆從也分別四時者謂分其氣序也春溫夏暑熱秋清涼冬冰冽此四時之氣序也

將從上古合同於道亦可使益壽而有極時 將從上古合同於道謂如上古知道之人法於陰陽和於術數食飲有節起居有常不妄作勞也上古知道之人年度百歲而去故可使益壽而有極時也

四氣調神大論篇第二 新校正云按全元起本在第九卷

春三月此謂發陳 春陽上升氣潛發散生育庶物陳其姿容故曰發陳也所謂春三月者皆因節候而命之夏秋冬亦然 天地俱生萬物以榮 天氣溫地氣發溫發相合故萬物滋榮 夜卧早起廣步於庭 溫氣生寒氣散故夜卧早起廣步於庭 被髮緩形以使志生 法象也春氣發生於萬物之首故被髮緩形以使志意發生也 生而勿殺予而勿奪賞而勿罰 春氣發生施无求報故養生者必順於時也 此春氣之應養生之道也 所謂因時之序也然立春之節初五日東風解凍次五日蟄蟲

始振後五日魚上冰次雨水氣初五日獺祭魚次五日鴻鴈來後五日草木萌動次仲春驚蟄之節初五日小桃華　新校正云詳小桃華月令作桃始華次五日倉庚鳴後五日鷹化爲鳩次春分氣初五日玄鳥至次五日雷乃發聲芍藥榮後五日始電次季春清明之節初五日桐始華次五日田鼠化爲鴽牡丹華後五日虹始見次穀雨氣初五日萍始生次五日鳴鳩拂其羽後五日戴勝降于桑凡此六氣一十八候皆春陽布發生之令故養生者必謹奉天時也　新校正云詳芍藥榮牡丹華今月令無

逆之則傷肝夏爲寒變奉長者少　逆謂反行秋令也肝象木王於春故行秋令則肝氣傷夏火王而木廢故病生於夏然四時之氣春生夏長逆春傷肝故少氣以奉於夏長之令也

夏三月此謂蕃秀　陽自春生至夏洪盛物生以長故蕃秀也蕃茂也盛也秀華也美也　天地氣交萬物華實　舉夏至也脉要精微論曰夏至四十五日陰氣微上陽氣微下由是則天地氣交也然陽氣施化陰氣結成成化相合故萬物華實也陰陽應象大論曰陽化氣陰成形　夜臥早起無厭於日使志無怒使華英成秀使氣得泄若所愛在外　緩陽氣則物化寬志意則氣泄物化則華英成秀氣泄則膚腠宣通時令發陽故所愛亦順陽而在外也　此夏氣之應養長之道也　立夏之節初五日螻蟈鳴次五日蚯蚓出後五日赤箭生　新校正云按月令

作王瓜生次小滿氣初五日吴葵華　新校正云按月令作苦菜秀次五日靡草死後五日小暑至次仲夏芒種之節初五日螗蜋生次五日鵙始鳴後五日反舌無聲次夏至氣初五日鹿角解次五日蜩始鳴後五日半夏生木堇榮次季夏小暑之節初五日溫風至次五日蟋蟀居壁後五日鷹乃學習次大暑氣初五日腐草化爲螢次五日土潤溽暑後五日大雨時行凡此六氣一十八候皆夏氣揚蕃秀之令故養生者必敬順天時也　新校正云詳木堇榮今月令無

逆之則傷心秋爲痎瘧奉收者少冬至重病逆謂反行冬令也痎痎瘦之瘧也心象火王於夏故行冬令則心氣傷秋金王而火廢故病發於秋而爲痎瘧也然四時之氣秋收冬藏逆夏傷心故少氣以奉於秋收之令也冬水勝火故重病於冬至之時也

秋三月此謂容平萬物夏長華實已成容狀至秋平而定也天氣以急地氣以明天氣以急風聲切也地氣以明物色變也早卧早起與雞俱興懼中寒露故早卧欲使安寧故早起使志安寧以緩秋刑志氣躁則不慎其動不慎其動則助秋刑急順殺伐生故使志安寧緩秋刑也收斂神氣使秋氣平神蕩則欲熾欲熾則傷和氣和氣既傷則秋氣不平調也故收斂神氣使秋氣平也無外其志使肺氣清亦順秋氣之收斂也此秋氣之應養

收之道也立秋之節初五日涼風至次五日白露降後五日寒蟬鳴次處暑氣初五日鷹乃祭鳥次五日天地始肅後五日禾乃登次仲秋白露之節初五日盲風至鴻鴈來次五日玄鳥歸後五日羣鳥養羞次秋分氣初五日雷乃收聲次五日蟄蟲坯戶景天華後五日水始涸次季秋寒露之節初五日鴻鴈來賓次五日雀入大水為蛤後五日菊有黃華次霜降氣初五日豺乃祭獸次五日草木黃落後五日蟄蟲咸俯凡此六氣一十八候皆秋氣正收斂之令故養生者必謹奉天時也新校正云詳景天華三字今月令無逆之則傷肺冬為飧泄奉藏者少逆謂反行夏令也肺象金王於秋故行夏令則氣傷冬水王而金廢故病發於冬飧泄者食不化而泄出也逆秋傷肺故少氣以奉於冬藏之令也

冬三月此謂閉藏草木凋蟄蟲去地戶閉塞陽氣伏藏水冰地坼無擾乎陽陽氣下沈水冰地坼故宜周密不欲煩勞擾謂煩也勞也早卧晚起必待日光避於寒也使志若伏若匿若有私意若已有得皆謂不欲妄出於外觸冒寒氣也故下文云去寒就溫無泄皮膚使氣亟奪去寒就溫言居深室也靈樞經曰冬日在骨蟄蟲周密君子居室無泄皮膚謂勿汗也汗則陽氣發泄陽氣發泄則數為寒氣所迫奪之亟數也此冬氣之應養藏之道也立冬之節初五日水始冰次五日地

始凍後五日雉入大水爲蜃次小雪氣初五日虹藏不見次五日天氣上騰地氣下降後五日閉塞而成冬次仲冬大雪之節初五日冰益壯地始拆鶡鳥不鳴次五日虎始交後五日芸始生荔挺出次冬至氣初五日蚯蚓結次五日麋角解後五日水泉動次季冬小寒之節初五日鴈北鄉次五日鷙鳥厲疾後五日水澤腹堅凡此六氣一十八候皆冬氣正養藏之令故養生者必謹奉天時也

逆之則傷腎春爲痿厥奉生者少

逆謂反行夏令也腎象水王於冬故行夏令則腎氣傷春木王而水廢故病發於春也逆冬傷腎故少氣以奉於春生之令也

天氣清淨光明者也

言天明不竭以清淨故致人之壽延長亦由順動而得故言天氣以示於人也

藏德不止

新校正云按別本止一作上

故不下也

四時成序七曜周行天不形言是藏德也德隱則應用不屈故不下也老子曰上德不德是以有德也言天至尊高德猶見隱也況全生之道而不順天乎

天明則日月不明邪害空竅

天所以藏德者爲其欲隱大明故大明見則小明滅故大明之德不可不藏天若自明則日月之明隱矣所諭者何言人之眞氣亦不可泄露當清淨法道以保天眞苟離於道則虛邪入於空竅

陽氣者閉塞地氣者冒明

陽謂天氣亦風熱也地氣謂濕亦雲霧也風熱之害人則九竅閉塞霧濕之爲病則掩翳精明取類者在天則日月不光在人則兩目藏曜也靈樞經曰天有日月人有眼目易曰喪明于易蓋非失養正之道邪

雲霧不精則上

應白露不下霧者雲之類露者雨之類夫陽盛則地不上應陰虛則天不下交故雲霧不化精微之氣上應於天而爲白露不下之咎矣陰陽應象大論曰地氣上爲雲天氣下爲雨雨出地氣雲出天氣明二氣交合乃成雨露方盛衰論曰至陰虛天氣絶至陽盛地氣不足明氣不相召亦不能交合也**交通不表萬物命故不施不施則名木多死**夫雲霧不化其精微雨露不霑於原澤是爲天氣不降地氣不騰變化之道既虧生育之源斯泯故萬物之命無稟而生然其死者則名木先應故云名木多死也名謂名果珍木表謂表陳其狀也易繫辭曰天地絪緼萬物化醇然不表交通則爲否也易曰天地不交否**惡氣不發風雨不節**

白露不下則菀稾不榮惡謂害氣也發謂散發也節謂節度也菀謂蘊積也稾謂枯稾也言害氣伏藏而不散發風雨無度折傷復多稾木蘊積春不榮也豈惟其物獨遇是而有之哉人離於道亦有之矣故下文曰**賊風數至暴雨數起天地四時不相保與道相失則未央絶滅**不順四時之和數犯八風之害與道相失則天眞之氣未期久遠而致滅亡央久也遠也**唯聖人從之故身無奇病萬物不失生氣不竭**道非遠於人人心遠於道惟聖人心合於道故壽命无窮從猶順也謂順四時之令也然四時之令不可逆之

逆之則五藏內傷而他疾起逆春氣則少陽不生肝氣內變生謂動出也陽氣不出內鬱於肝則肝氣混糅變而傷矣逆夏氣則太陽不長心氣內洞長謂外茂也洞謂中空也陽不外茂內薄於心燠熱內消故心中空也逆秋氣則太陰不收肺氣焦滿收謂收斂焦謂上焦也太陰行氣主化上焦故肺氣不收上焦滿也　新校正云按焦滿全元起本作進滿甲乙太素作焦滿逆冬氣則少陰不藏腎氣獨沈沈謂沈伏也少陰之氣內通於腎故少陰不伏腎氣獨沈　新校正云詳獨沈太素作沈濁夫四時陰陽者萬物之根本也時序運行陰陽變化天地合氣生育萬物故萬物之根悉歸於此所以聖人春夏養陽秋冬養陰以從其根陽氣根於陰陰氣根於陽無陰則陽無以生無陽則陰無以化全陰則陽氣不極全陽則陰氣不窮春食涼夏食寒以養於陽秋食溫冬食熱以養於陰滋苗者必固其根伐下者必枯其上故以斯調節從順其根二氣常存蓋由根固百刻曉暮食亦宜然故與萬物沈浮於生長之門聖人所以身無奇病生氣不竭者以順其根也逆其根則伐其本壞其眞矣是則失四時陰陽之道也故陰陽四

時者萬物之終始也死生之本也逆之則災害生從之則苛疾不起是謂得道（謂得養生之道苛者重也）道者聖人行之愚者佩之（聖人心合於道故勤而行之愚者性守於迷故佩服而已老子曰道者同於道德者同於德失者同於失同於道者道亦得之同於德者德亦得之同於失者失亦得之愚者未同於道德則可謂失道者也）從陰陽則生逆之則死從之則治逆之則亂反順爲逆是謂內格（格拒也謂內性格拒於天道也）是故聖人不治已病治未病不治已亂治未亂此之謂也（知之至也）夫病已成而後藥之亂已成而後治之譬猶渴而穿井鬭而鑄錐不亦晚乎（知不及時也備御虛邪事符握虎噬而後藥雖悔何爲）

生氣通天論篇第三（新校正云按全元起注本在第四卷）

黄帝曰夫自古通天者生之本本於陰陽天地之間

六合之内其氣九州九竅五藏十二節皆通乎天氣六合謂四方上下也九州謂冀兖青徐揚荆豫梁雍也外布九州而内應九竅故云九州九竅也五藏謂五神藏也五神藏者肝藏魂心藏神脾藏意肺藏魄腎藏志而此成形矣十二節者十二氣也天之十二節氣人之十二經脉而外應之咸同天紀故云皆通乎天氣也十二經脉者謂手三陰三陽足三陰三陽也　新校正云詳通天者生之本六節藏象注甚詳又按鄭康成云九竅者謂陽竅七陰竅二也其生五其氣三數犯此者則邪氣傷人此壽命之本也言人生之所運爲則内依五氣以立然其鎮塞天地之内則五氣應三元以成三謂天氣地氣運氣也犯謂邪氣觸犯於生氣也邪氣數犯則生氣傾危故寶養天真以爲壽命之本也庚桑楚曰聖人之制萬物也以全其天天全則神全矣靈樞經曰血氣者人之神不可不謹養此之謂也蒼天之氣清淨則志意治順之則陽氣固春爲蒼天發生之主也陽氣者天氣也陰陽應象大論曰清陽爲天則其義也本天全神全之理全則形亦全矣雖有賊邪弗能害也此因時之序以因天四時之氣序故賊邪之氣弗能害也故聖人傳精神服天氣而通神明夫精神可傳惟聖人得道者乃能爾久服天眞之氣

則妙用自通於神明也失之則內閉九竅外壅肌肉衛氣散解失謂逆蒼天清淨之理也然衛氣者合天之陽氣也上篇曰陽氣者閉塞謂陽氣之病人則竅寫閉塞也靈樞經曰衛氣者所以溫分肉而充皮膚肥腠理而司開闔故失其度則內閉九竅外壅肌肉以衛不營運故言散解也此謂自傷氣之削也夫逆蒼天之氣違清淨之理使正真之氣如削去之者非天降之人自為之爾陽氣者若天與日失其所則折壽而不彰此明前陽氣之用也諭人之有陽若天之有日天失其所則日不明人失其所則陽不固日不明則天境暝昧陽不固則人壽夭折故天運當以日光明言人之生固宜藉其陽氣也是故陽因而上衛外者也此所以明陽氣運行之部分輔衛人身之正用也因於寒欲如運樞起居如驚神氣乃浮欲如運樞謂內動也起居如驚謂暴卒也言因天之寒當深居周密如樞紐之內動不當煩擾筋骨使陽氣發泄於皮膚而傷於寒毒也若起居暴卒馳騁荒佚則神氣浮越无所綏寧矣脈要精微論曰冬日在骨蟄蟲周密君子居室四氣調神大論曰冬三月此謂閉藏水冰地坼無擾乎陽又曰使志若伏若匿若有私意若已有得去寒就溫无泄皮膚使氣亟奪此之謂也 新校正云按全元起本作連樞元起云陽氣定如連樞者動繫也因於暑汗

煩則喘喝靜則多言此則不能靜慎傷於寒毒至夏而變暑病也煩謂煩躁靜謂安靜喝謂大呵出聲也言病因於暑則當汗泄不爲發表邪熱內攻中外俱熱故煩躁喘數大呵而出其聲也若不煩躁內熱外涼痰熱攻中故多言而下次也喝一爲鳴體若燔炭汗出而散此重明可汗之理也爲體若燔炭之炎熱者何以救之必以汗出乃熱氣施散燔一爲燥非也因於濕首如裹濕熱不攘大筋緛短小筋弛長緛短爲拘弛長爲痿表熱爲病當汗泄之反濕其首若濕物裹之望除其熱熱氣不釋兼濕內攻大筋受熱則縮而短小筋得濕則引而長縮短故拘攣而不伸引長故痿弱而無力攘除也緛縮也弛引也因於氣爲腫四維相代陽氣乃竭素常氣疾濕熱加之氣濕熱爭故爲腫也然邪氣漸盛正氣浸微筋骨血肉互相代負故云四維相代也致邪代正氣不宣通衛無所從便至衰竭故言陽氣乃竭也衛者陽氣也陽氣者煩勞則張精絕辟積於夏使人煎厥此又誡起居暴卒煩擾陽和也然煩擾陽和勞疲筋骨動傷神氣耗竭天真則筋脈䐜脹精氣竭絕既傷腎氣又損膀胱故當於夏時使人煎厥以煎迫而氣逆因以煎厥爲名厥謂氣逆也煎厥之狀當如下說 新校正云按脉解云所謂少氣善怒者陽氣不治陽氣不治則陽氣不得出肝氣當治而未得故善怒善怒

者名曰煎厥目盲不可以視耳閉不可以聽潰潰乎若壞都汨汨乎不可止既且傷腎又竭膀胱腎經內屬於耳中膀胱脉生於目眥故目盲所視耳閉厥聽大矣哉斯乃房之患也既盲目視又閉耳聽則志意心神筋骨腸胃潰潰乎若壞都汨汨乎煩悶而不可止也陽氣者大怒則形氣絕而血菀於上使人薄厥此又誡喜怒不節過用病生也然怒則傷腎甚則氣絕大怒則氣逆而陽不下行陽逆故血積於心胷之內矣上謂心胷也然陰陽相薄氣血奔并因薄厥生故名薄厥舉痛論曰怒則氣逆甚則嘔血靈樞經曰盛怒而不止則傷志陰陽應象大論曰喜怒傷氣由此則怒甚氣逆血積於心胷之內矣菀積也有傷於筋縱其若不容怒而過用氣或迫筋筋絡內傷機關縱緩形容痿廢若不維持汗出偏沮使人偏枯夫人之身常偏汗出而濕潤者久久偏枯半身不隨　新校正云按沮千金作祖全元起本作恒汗出見濕乃生痤疿陽氣發泄寒水制之熱怫內餘鬱於皮裏甚爲痤癤微作疿瘡疿風癮也高粱之變足生大丁受如持虛高膏也粱粱也不忍之人汗出淋洗則結爲痤疿膏粱之人內多滯熱皮厚肉密故內變爲丁矣外濕既侵中熱相感如持虛器受此邪毒故曰受如持虛所以丁生於足者四支爲諸陽之本也以其甚費於下

邪毒襲虛故爾　新校正云按丁生之處不常於足蓋謂膏梁之變饒生大丁非偏著足也勞汗當風寒薄爲皶鬱乃痤時月寒涼形勞汗發凄風外薄膚腠居寒脂液遂凝稸於玄府依空滲泪皶刺長於皮中形如米或如針久者上黑長一分餘色白黃而瘦於玄府中俗曰粉刺解表已玄府謂汗空也痤謂色赤瞋憤內蘊血膿形小而大如酸棗或如按豆此皆陽氣內鬱所爲待耎而攻之大甚焫出之陽氣者精則養神柔則養筋此又明陽氣之運養也然陽氣者內化精微養於神氣外爲柔耎以固於筋動靜失宜則生諸疾開闔不得寒氣從之乃生大僂開謂皮腠發泄闔謂玄府閉封然開闔失宜爲寒所襲內深筋絡結固虛寒則筋絡拘緛形容僂俯矣靈樞經曰寒則筋急此其類也陷脉爲瘻留連肉腠陷脉謂寒氣陷缺其脉也積寒留舍經血稽凝久瘀肉攻結於肉理故發爲瘍瘻肉腠相連兪氣化薄傳爲善畏及爲驚駭言若寒中於背兪之氣變化入深而薄於藏府者則善爲恐畏及發爲驚駭也營氣不從逆於肉理乃生癰腫營逆則血鬱血鬱則熱聚爲膿故爲癰腫也正理論云熱之所過則爲癰腫魄汗未盡形弱而氣爍穴兪以閉發爲風瘧汗出未止形弱氣消風寒薄之穴兪隨閉熱藏

不出以至於秋秋陽復收兩熱相合故令振慄寒熱相移以所起爲風故名風瘧也金匱眞言論曰夏暑汗不出者秋成風瘧蓋論從風而爲是也故下文曰

故風者百病之始也清靜則肉腠閉拒雖有大風苛毒弗之能害此因時之序也夫嗜欲不能勞其目淫邪不能惑其心不妄作勞是爲清靜以其清靜故能肉腠閉拒虛邪不侵然大風苛毒不必常求於人蓋由人之冒犯爾故清淨則肉腠閉陽氣拒大風苛毒弗能害之清靜者但因循四時氣序養生調節之宜不妄作勞起居有度則生氣不竭永保康寧

故病久則傳化上下不并良醫弗爲并謂氣交通也然病之深久變化相傳上下不通陰陽否隔雖醫良法妙亦何以爲之陰陽應象大論曰夫善用針者從陰引陽從陽引陰以右治左以左治右若是氣相格拒故良醫弗可爲也

故陽畜積病死而陽氣當隔隔者當寫不亟正治粗乃敗之言三陽畜積怫結不通不急寫之亦病而死何者畜積不已亦上下不并矣何以驗之隔塞不便則其證也若不急寫粗工輕侮必見敗亡也陰陽別論曰三陽結謂之隔又曰剛與剛陽氣破散陰氣乃消亡淖則剛柔不和經氣乃絕

故陽氣者一日而主外晝則陽氣在外周身行二十五度靈樞經曰日開則氣上行於頭衛氣行於陽二十五度也

平旦人氣生日中而陽氣隆日西而陽氣已虛氣門乃閉隆猶高也盛也夫氣之有者皆自少而之壯積暖以成炎炎極又涼物之理也故陽氣平曉生日中盛日西而已減虛也氣門謂玄府也所以發泄經脈營衛之氣故謂之氣門也是故暮而收拒無擾筋骨無見霧露反此三時形乃困薄皆所以順陽氣也陽出則出陽藏則藏暮陽氣衰內行陰分故宜收斂以拒虛邪擾筋骨則逆陽精耗見霧露則寒濕且侵故順此三時乃天真久遠也岐伯曰新校正云詳篇首云帝曰此岐伯曰非相對問也陰者藏精而起亟也陽者衛外而為固也言在人之用也亟數也陰不勝其陽則脉流薄疾并乃狂薄疾謂極虛而急數也并謂盛實也狂謂狂走或妄攀登也陽并於四支則狂陽明脉解曰四支者諸陽之本也陽盛則四支實實則能登高而歌也熱盛於身故棄衣欲走也夫如是者皆為陰不勝其陽也陽不勝其陰則五藏氣爭九竅不通九竅者內屬於藏外設為官故五藏氣爭則九竅不通也言九竅謂前陰後陰不通兼言上七竅也若兼則目為肝之官鼻為肺之官口為脾之官耳為腎之官舌為心之官舌非通竅也金匱真言論曰南方赤色入通於心開竅於耳北方黑色入通於

腎開竅於二陰故也是以聖人陳陰陽筋脉和同骨髓堅固氣血皆從從順也言循陰陽法近養生道則筋脉骨髓各得其宜故氣血皆能順時和氣也如是則內外調和邪不能害耳目聰明氣立如故邪氣不尅故眞氣獨立而如常若失聖人之道則致疾於身故下文引曰風客淫氣精乃亡邪傷肝也自此已下四科並謂失聖人之道也風氣應肝故風淫精亡則傷肝也陰陽應象大論曰風氣通於肝也風薄則熱起熱盛則水乾水乾則腎氣不營故精乃无也亡無也　新校正云按全元起云淫氣者陰陽之亂氣因其相亂而風客之則傷精傷精則邪入於肝也因而飽食筋脉橫解腸澼爲痔甚飽則腸胃橫滿腸胃滿則筋脉解而不屬故腸澼而爲痔也痺論曰飲食自倍腸胃乃傷此傷之信也因而大飲則氣逆飲多則肺布葉舉故氣逆而上奔也因而強力腎氣乃傷高骨乃壞強力謂強力入房也高骨謂腰高之骨也然強力入房則精耗精耗則腎傷腎傷則髓氣內枯故高骨壞而不用也聖人交會則不如此當如下句云凡陰陽之要陽密乃固陰陽交會之要者正在於陽氣閉密而不妄泄爾密不妄泄乃生氣強固而能久長此聖人之道也兩者不和若

春無秋若冬無夏兩謂陰陽和謂和合則交會也若如也言絶陰陽和合之道者如天四時有春無秋有冬無夏也所以然者絶廢於生成也故聖人不絶和合之道但貴於閉密以守固天真法也因而和之是謂聖度因陽氣盛發中外相應賈勇有餘乃相交合則聖人交會之制度也故陽強不能密陰氣乃絶陽自強而不能閉密則陰泄寫而精氣竭絶矣陰平陽祕精神乃治陰氣和平陽氣閉密則精神之用日益治也陰陽離決精氣乃絶若陰不和平陽不閉密強用施寫損耗天真二氣分離經絡決憊則精氣不化乃絶流通也因於露風乃生寒熱因於露體觸冒風邪風氣外侵陽氣内拒風陽相薄故寒熱由生是以春傷於風邪氣留連乃爲洞泄風氣通肝春肝木王木勝脾土故洞泄生也新校正云按陰陽應象大論曰春傷於風夏生飱泄夏傷於暑秋爲痎瘧夏熱已甚秋陽復收陽熱相攻則爲痎瘧痎老也亦曰瘦也秋傷於濕上逆而欬濕謂地濕氣也秋濕既勝冬水復王水来乘肺故欬逆病生新校正云按陰陽應象大論云秋傷於濕冬生欬嗽發爲痿厥濕之氣内攻於藏府則欬逆外散於筋脉則痿弱也陰陽應象大論曰地之濕氣感則害皮肉筋脉故濕氣之資發爲痿厥厥謂逆氣也冬傷於

寒春必温病冬寒且凝春陽氣發寒不爲釋陽怫于中寒怫相持故爲温病　新校正云按此與陰陽應象大論重彼注甚詳

四時之氣更傷五藏寒暑温凉遞相勝負故四時之氣更傷五藏之和也陰之所生本在五味陰之五宫傷在五味所謂陰者五神藏也宫者五神之舍也言五藏所生本資於五味五味宣化各湊於本宫雖因五味以生亦因五味以損正爲好而過節乃見傷也故下文曰是故味過於酸肝氣以津脾氣乃絶酸多食之令人癃小便不利則肝多津液津液内溢則肝葉舉肝葉舉則脾經之氣絶而不行何者木制土也味過於鹹大骨氣勞短肌心氣抑鹹多食之令人肌膚縮短又令心氣抑滯而不行何者鹹走血也大骨氣勞鹹歸腎也味過於甘心氣喘滿色黑腎氣不衡甘多食之令人心悶甘性滯緩故令氣喘滿而腎不平何者土抑木也衡平也味過於苦脾氣不濡胃氣乃厚苦性堅燥又養脾胃故脾氣不濡胃氣強厚味過於辛筋脉沮弛精神乃央沮潤也弛緩也央久也辛性潤澤散養於筋故令筋緩脉潤精神長久何者辛補肝也藏氣法時論曰肝欲散急食辛以散之用辛補之　新校正云按此論味過所傷難作精神長

久之解央乃殃也古文通用如膏粱之作高粱草滋之作草茲之類蓋古文簡略字多假借用者也是故謹和五味骨正筋柔氣血以流湊理以密如是則骨氣以精謹道如法長有天命是所謂修養天眞之至道也

金匱眞言論篇第四新校正云按全元起注本在第四卷

黃帝問曰天有八風經有五風何謂經謂經脈所以流通營衛血氣者也岐伯對曰八風發邪以爲經風觸五藏邪氣發病原其所起則謂八風發邪經脈受之則循經而觸於五藏以邪干正故發病也所謂得四時之勝者春勝長夏長夏勝冬冬勝夏夏勝秋秋勝春所謂四時之勝也春木夏火長夏土秋金冬水皆以所剋殺而爲勝也言五時之相勝者不謂八風中人則病各謂隨其不勝則發病也勝謂制剋之也東風生於春病在肝俞在頸項春氣發榮於萬物之上故俞在頸項歷忌日甲乙不治頸此之謂也南風

生於夏病在心俞在胷脇心少陰脉循胷出脇故俞在焉西風生於秋病
在肺俞在肩背肺處上焦背爲胷府肩背相次故俞在焉北風生於冬病在腎俞
在腰股腰爲腎府股接次之以氣相連故兼言也中央爲土病在脾俞在脊以脊應土言居
中爾故春氣者病在頭春氣謂肝氣也各隨其藏氣之所應新校正云按周禮云春時有痟首疾夏氣者病
在藏心之應也秋氣者病在肩背肺之應也冬氣者病在四支四支氣少寒毒
善傷隨所受邪則爲病處故春善病鼽衄以氣在頭也禮記月令曰季秋行夏令則民多鼽嚏仲夏善病胷
脇心之脉循胷脇故也長夏善病洞泄寒中土主於中是爲倉廪糟粕水穀故爲洞泄寒中也秋善病
風瘧以涼折暑乃爲是病生氣通天論曰魄汗未盡形弱而氣爍穴俞以閉發爲風瘧此謂以涼折暑之義也禮記月令曰孟秋行夏令則民多瘧
疾也冬善病痺厥血象於水寒則水凝以氣薄流故爲痺厥故冬不按蹻春不鼽衄
按謂按摩蹻謂如蹻捷者之舉動手足是所謂導引也然擾動筋骨則陽氣不藏春陽氣上升重熱熏肺肺通於鼻病則形之故冬不按蹻春不鼽衄鼽謂鼻

中水出衂謂鼻中血出春不病頸項仲夏不病胷脇長夏不病洞泄寒中秋不病風瘧冬不病痺厥飧泄而汗出也此上五句並為冬不按蹻之所致也　新校正云詳飧泄而汗出也六字上文疑剩夫精者身之本也故藏於精者春不病温此正謂冬不按蹻則精氣伏藏以陽不妄升故春无温病夏暑汗不出者秋成風瘧此正謂以風凉之氣折暑汗也　新校正云詳此下義與上文不相接此平人脉法也謂平病人之脉法也故曰陰中有陰陽中有陽言其初起與其王也平旦至日中天之陽陽中之陽也日中至黃昏天之陽陽中之陰也日中陽盛故曰陽中之陽黃昏陰盛故曰陽中之陰陽氣主晝故平旦至黃昏皆為天之陽而中復有陰陽之殊耳合夜至雞鳴天之陰陰中之陰也雞鳴至平旦天之陰陰中之陽也雞鳴陽氣未出故也天之陰平旦陽氣已升故曰陰中之陽故人亦應之夫言人之陰陽則

外爲陽内爲陰言人身之陰陽則背爲陽腹爲陰言人身之藏府中陰陽則藏者爲陰府者爲陽藏謂五神藏府謂六化府肝心脾肺腎五藏皆爲陰膽胃大腸小腸膀胱三焦六府皆爲陽靈樞經曰上焦者上合於手心主又曰足三焦者太陽之別名也正理論曰三焦者有名无形上合於手心主下合右腎主謁道諸氣名爲使者也所以欲知陰中之陰陽中之陽者何也爲冬病在陰夏病在陽春病在陰秋病在陽皆視其所在爲施鍼石也故背爲陽陽中之陽心也心爲陽藏位處上焦以陽居陽故爲陽中之陽也靈樞經曰心爲牡藏牡陽也背爲陽陽中之陰肺也肺爲陰藏位處上焦以陰居陽故謂陽中之陰也靈樞經曰肺爲牝藏牝陰也腹爲陰陰中之陰腎也腎爲陰藏位處下焦以陰居陰故謂陰中之陰也靈樞經曰腎爲牝藏牝陰也腹爲陰陰中之陽肝也肝爲陰藏位處中焦以陽居陰故謂陰中之陽也靈

樞經曰肝爲牡藏牡陽也腹爲陰陰中之至陰脾也脾爲陰藏位處中焦以太陰居陰故謂陰中之至陰也靈樞經曰脾爲牝藏牝陰也此皆陰陽表裏内外雌雄相輸應也故以應天之陰陽也以其氣象參合故能上應於天帝曰五藏應四時各有收受乎岐伯曰有東方青色入通於肝開竅於目藏精於肝精謂精氣也木精之氣其神魂陽升之方以目爲用故開竅於目其病發驚駭象木屈伸有搖動新校正云詳東方云病發驚駭餘方各闕者按五常政大論委和之紀其發驚駭疑此文爲衍其味酸其類草木性柔脆而曲直其畜雞以雞爲畜取巽言之易曰巽爲雞其穀麥五穀之長者麥故東方用之本草曰麥爲五穀之長　新校正云按五常政大論云其畜犬其穀麻其應四時上爲歲星木之精氣上爲歲星十二年一周天是以春氣在頭也萬物發榮於上故春氣在頭　新校正云詳東方言春氣在頭不言故病在頭餘方言故病在某不言某氣在某者互文也其音角角木聲也孟春之月律中太蔟林鍾所生三分益一管率長八寸仲春之月律中夾鍾夷則所生三分益一管率長七寸五分　新校正云按

鄭康成云七寸二千一百八十七分寸之千七十五　季春之月律中姑洗南吕所生三分益一管率長七寸又二十分寸之一　新校正云按鄭康成云九分寸之一　凡是三管皆木氣應之**其數八**木生數三成數八尚書洪範曰三曰木**是以知病之在筋也**木之堅柔類筋氣故**其臭臊**凡氣因木變則爲臊　新校正云詳臊月令作羶**南方赤色入通於心開竅於耳藏精於心**火精之氣其神神舌爲心之官當言於舌舌用非竅故云耳也繆刺論曰手少陰之絡會於耳中義取此也**故病在五藏**以夏氣在藏也**其味苦其類火**性炎上而燔灼**其畜羊**以羊爲畜言其未也以土同王故通而言之　新校正云按五常政大論云其畜馬**其穀黍**黍色赤**其應四時上爲熒惑星**火之精氣上爲熒惑星七百四十日一周天**是以知病之在脉也**火之躁動類於脉氣**其音徵**徵火聲也孟夏之月律中仲吕无射所生三分益一管率長六寸七分　新校正云按鄭康成云六寸萬九千六百八十三分寸之萬二千九百七十四　仲夏之月律中蕤賓應鍾所生三分益一管率長六寸三分　新校正云按鄭康成云六寸八十一分寸之二十六　季夏之月律中林鍾黃鍾所生三分減一管率長六寸凡是三管皆火氣應之**其數七**火生數二成數七尚書洪範曰二曰火**其**

臭焦凡氣因火變則爲焦中央黃色入通於脾開竅於口藏精於脾土精之氣其神意脾爲化穀口主迎糧故開竅於口故病在舌本脾脉上連於舌本故病氣居之其味甘其類土性安靜而化造其畜牛土王四季故畜取丑牛又以牛色黃也其穀稷色黃而味甘也其應四時上爲鎮星土之精氣上爲鎮星二十八年一周天是以知病之在肉也土之柔厚類肉氣故其音宫宫土聲也律書以黃鍾爲濁宫林鍾爲清宫蓋以林鍾當六月管也五音以宫爲主律呂初起於黃鍾爲濁宫林鍾爲清宫也其數五土數五尚書洪範曰五曰土其臭香凡氣因土變則爲香西方白色入通於肺開竅於鼻藏精於肺金精之氣其神魄肺藏氣鼻通息故開竅於鼻故病在背以肺在胷中背爲胷中之府也其味辛其類金性音聲而堅勁其畜馬畜馬者取乾也易曰乾爲馬新校正云按五常政大論云其畜雞其穀稻稻堅白其應四時上爲太白星金之精氣上爲太白星三百六十五日一周天是以知病之在皮毛也金之堅密類皮毛也其音商商金聲也孟秋之月律中夷則大呂所生三分減一管率長五寸七分仲

秋之月律中南吕太簇所生三分減一管率長五寸三分季秋之月律中元射夾鍾所生三分減一管率長五寸凡是三管皆金氣應之其數九金生數四成數九尚書洪範曰四曰金其臭腥凡氣因金變則爲腥羶之氣也北方黑色入通於腎開竅於二陰藏精於腎水精之氣其神志腎藏精陰泄注故開竅於二陰也故病在谿谿謂肉之小會也氣穴論曰肉之大會爲谷肉之小會爲谿其味鹹其類水性潤下而滲灌其畜彘彘豕也其穀豆豆黑色其應四時上爲辰星水之精氣上爲辰星三百六十五日一周天是以知病之在骨也腎主幽暗骨體內藏以類相同故病居骨也其音羽羽水聲也孟冬之月律中應鍾沽洗所生三分減一管率長四寸七分半仲冬之月律中黃鍾仲呂所生三分益一管率長九寸季冬之月律中太呂蕤賓所生三分益一管率長八寸四分凡是三管皆水氣應之其數六水生數一成數六尚書洪範曰一曰水其臭腐凡氣因水變則爲腐朽之氣也故善爲脉者謹察五藏六府一逆一從陰陽表裏雌雄之紀藏之心意合心於精心合精微則深知通變非其人勿教非其眞

勿授是謂得道隨其所能而與之是謂得師資教授之道也靈樞經曰明目者可使視色耳聰者可使聽音捷疾辭語者可使論語徐而安靜手巧而心審諦者可使行針艾理血氣而調諸逆順察陰陽而兼諸方論緩節柔筋而心和調者可使導引行氣痛毒言語輕人者可使唾癰呪病爪苦手毒爲事善傷者可使按積抑痺由是則各得其能方乃可行其名乃彰故曰非其人勿教非其真勿授也

重廣補註黄帝内經素問卷第一

序　廼其上音乃　蒇勑輦切　糅女救切雜也　瀅音瑩

上古天真論　徇徐閏切病也　痺必至切　更齒上古行切下齒更同　恬憺上啼廉切下音淡　頞於葛切　俠口胡夾切下同　額顱落胡切　滲灌上所禁切　解憜上上聲　壽敝毗祭切　眉睫音接　恚嗔上於桂切　愉音俞

四氣調神大論　予而上音與　獺他達切　鴽音如鶉也　蕃秀上音煩　螻蟈上音樓下古獲切蛙也　蚯蚓上音丘下以志切　鵙古闃切搏勞鳥也　蜩音條　溽暑上音辱　痎音皆瘦瘧也　欲熾尺志切　坏戶

上步回切始涸胡各切豻音柴亟奪上去吏切鶡苦割切荔挺上力計切下大頂切鄉音向

雊古豆切雉鳴爲否符鄙切下不交否同燠熱上於六切生氣通天論分上聲暴

卒倉没切荒佚音逸躁則到切喝呼葛切瘀衣倨切裹攘汝陽切緛音軟縮也

潰潰古没切煩悶不止也眥在計切又前計切奔併下去聲偏沮子魚切潤也痤昨禾切

痱方味切怫符弗切皻織加切稸許竹切瘈尺制切焫而劣切大僂力主切

瘻力鬬切癰瘻瘍音陽下並同俞音庶否隔符鄙切塞也粗千胡切淖奴教切下並同

腸澼普擊切決憊蒲拜切癃音隆金匱真言論鼽音求按

蹻音腳燔灼上音煩彘直利切

重廣補注黃帝內經素問卷第二

啓玄子次注林億孫奇高保衡等奉敕校正孫兆重改誤

陰陽應象大論篇第五

新校正云按全元起本在第九卷

黃帝曰陰陽者天地之道也謂變化生成之道也老子曰萬物負陰而抱陽沖氣以爲和易繫辭曰一陰一陽之謂道此之謂也萬物之綱紀滋生之用也陽與之正氣以生陰爲之主持以立故爲萬物之綱紀也陰陽離合論曰陽與之正陰爲之主則謂此也變化之父母異類之用也何者然鷹化爲鳩田鼠化爲鴽腐草化爲螢雀入大水爲蛤雉入大水爲蜃如此皆異類因變化而成有也生殺之本始寒暑之用也萬物假陽氣溫而生因陰氣寒而死故知生殺本始是陰陽之所運爲也神明之府也府宮府也言所以生殺變化之多端者何哉以神明居其中也下文曰天地之動靜神明爲之綱紀故易繫辭曰陰

陽不測之謂神亦謂居其中也　新校正云詳陰陽至神明之府與天元紀大論同注頗異　治病必求於本陰陽與萬類生殺變化猶然在於人身同相參合故治病之道必先求之　故積陽爲天積陰爲地言陰陽爲天地之道者何以此　陰靜陽躁言應物類運用之標格也　陽生陰長陽殺陰藏明前天地殺生之殊用也神農曰天以陽生陰長地以陽殺陰藏　新校正云詳陰長陽殺之義或者疑之按周易八卦布四方之義則可見矣坤者陰也位西南隅時在六月七月之交萬物之所盛長也安謂陰無長之理乾者陽也位戌亥之分時在九月十月之交萬物之所收殺也孰謂陽無殺之理以是明之陰長陽殺之理可見矣此語又見天元紀大論其說自異　陽化氣陰成形明前萬物滋生之綱紀也　寒極生熱熱極生寒明前之大體也　寒氣生濁熱氣生清言正氣也　清氣在下則生飧泄濁氣在上則生䐜脹熱氣在下則穀不化故飧泄寒氣在上則氣不散故䐜脹何者以陰靜而陽躁也　此陰陽反作病之逆從也反謂反覆作謂作務反覆作務則病如是　故清陽爲天濁陰爲地地氣上爲雲天氣下爲雨雨出地氣雲出天

氣陰凝上結則合以成雲陽散下流則注而爲雨雨從雲以施化故言雨出地雲憑氣以交合故言雲出天天地之理且然人身清濁亦如是也故清陽出上竅濁陰出下竅氣本乎天者親上氣本乎地者親下各從其類也上竅謂耳目鼻口下竅謂前陰後陰清陽發腠理濁陰走五藏腠理謂滲泄之門故清陽可以散發五藏爲包藏之所故濁陰可以走之清陽實四支濁陰歸六府四支外動故清陽實之六府內化故濁陰歸之水爲陰火爲陽水寒而靜故爲陰火熱而躁故爲陽陽爲氣陰爲味氣惟散布故陽爲之味曰從形故陰爲之味歸形形歸氣氣歸精精歸化形食味故味歸形氣養形故形歸氣氣精食氣故氣歸精化生精故精歸化故下文曰精食氣形食味氣化則精生味和則形長故云食之也化生精氣生形精微之液惟血化而成形質之有資氣行營立故斯二者各奉生乎味傷形氣傷精過其節也精化爲氣氣傷於味精承化養則食氣精若化生則不食氣精血內結鬱爲癥腐攻胃則五味倨然不得入也女人重身精化百日皆傷於味也陰味出下竅陽氣出上竅味有質故下流於便寫之竅氣無形故上出於呼吸之門味厚者

爲陰薄爲陰之陽氣厚者爲陽薄爲陽之陰陽爲氣氣厚者爲純
陽陰爲味味厚者爲純陰故味薄者爲陰中之陽氣薄者爲陽中之陰味厚則泄薄則通氣薄則發
泄厚則發熱陰氣潤下故味厚則泄利陽氣炎上故氣厚則發熱味薄爲陰少故通泄氣薄爲陽少故汗出發泄謂汗出也壯
火之氣衰少火之氣壯火之壯者壯已必衰火之少者少已則壯壯火食氣氣食
少火壯火散氣少火生氣氣生壯火故云壯火食氣少火滋氣故云氣食少火以壯火食氣故氣得壯火
則耗散以少火益氣故氣得少火則生長人之陽氣壯少亦然氣味辛甘發散爲陽酸苦涌泄
爲陰非惟氣味分正陰陽然辛甘酸苦之中復有陰陽之殊氣爾何者辛散甘緩故發散爲陽酸收苦泄故涌泄爲陰陰勝則
陽病陽勝則陰病勝則不病不勝則病陽勝則熱陰勝則寒是則大過而致
也新校正云按甲乙經作陰病則熱陽病病則寒文異意同重寒則熱重熱則寒物極則反亦猶壯火之氣衰少
火之氣壯也寒傷形熱傷氣寒則衛氣不利故傷形熱則榮氣內消故傷氣雖陰成形陽化氣一過其節則形氣被傷

氣傷痛形傷腫氣傷則熱結於內分故痛形傷則寒薄於皮腠故腫故先痛而後腫者氣傷形也先腫而後痛者形傷氣也先氣證而病形故曰氣傷形先形證而病氣故曰形傷氣風勝則動風勝則庭物皆搖故爲動　新校正云按左傳曰風淫末疾即此義也熱勝則腫熱勝則陽氣內鬱故洪腫暴作甚則榮氣逆於肉理聚爲癰膿之腫燥勝則乾燥勝則津液竭涸故皮膚乾燥寒勝則浮寒勝則陰氣結於玄府玄府閉密陽氣內攻故爲浮濕勝則濡寫濕勝則內攻於脾胃脾胃受濕則水穀不分水穀相和故大腸傳道而注寫也以濕內盛而寫故謂之濡寫　新校正云按左傳曰雨淫腹疾則其義也風勝則動至此五句與天元紀大論文重彼注頗詳矣

天有四時五行以生長收藏以生寒暑燥濕風春生夏長秋收冬藏謂四時之生長收藏冬水寒夏火暑秋金燥春木風長夏土濕謂五行之寒暑濕燥風也然四時之氣土雖寄王原其所主則濕屬中央故云五行以生寒暑燥濕風五氣也人有五藏化五氣以生喜怒悲憂恐五藏謂肝心脾肺腎五氣謂喜怒悲憂恐然是五氣更傷五藏之和氣矣　新校正云按天元紀大論悲作思又本篇下文肝在志爲怒心在志爲喜脾在志爲思肺在志爲憂腎在志爲恐玉機真藏論作

悲諸論不同皇甫士安甲乙經精神五藏論具有其說蓋言悲者以悲能勝怒取五志迭相勝而爲言也舉思者以思爲脾之志也各舉一則義俱不足兩見之則互相成義也

故喜怒傷氣寒暑傷形 喜怒之所生皆生於氣故云喜怒傷氣寒暑之所勝皆勝於形故云寒暑傷形近取舉凡則如斯矣細而言者則熱傷於氣寒傷於形

暴怒傷陰暴喜傷陽 怒則氣上喜則氣下故暴卒氣上則傷陰暴卒氣下則傷陽

厥氣上行滿脉去形 厥氣逆也逆氣上行滿於經絡則神氣浮越去離形骸矣

喜怒不節寒暑過度生乃不固 靈樞經曰智者之養生也必順四時而適寒暑和喜怒而安居處然喜怒不恒寒暑過度天真之氣何可久長

故重陰必陽重陽必陰 言傷寒傷暑亦如是

故曰冬傷於寒春必溫病 夫傷於四時之氣皆能爲病以傷寒爲毒者最爲殺厲之氣中而即病故曰傷寒不即病者寒毒藏於肌膚至春變爲溫病至夏變爲暑病故養生者必慎傷於邪也

春傷於風夏生飧泄 風中於表則內應於肝肝氣乘脾故飧泄 新校正云按生氣通天論云春傷於風邪氣留連乃爲洞泄

夏傷於暑秋必痎瘧 夏暑已甚秋熱復壯兩熱相攻故爲痎瘧痎瘦也

秋傷於濕冬生欬嗽 秋濕既多冬水復王水濕相得肺氣又衰故冬寒甚則爲嗽 新校正云

按生氣通天論云秋傷於濕上逆而欬發爲痿厥帝曰余聞上古聖人論理人形列別藏府端絡經脉會通六合各從其經氣穴所發各有處名谿谷屬骨皆有所起分部逆從各有條理四時陰陽盡有經紀外內之應皆有表裏其信然乎六合謂十二經脉之合也靈樞經曰太陰陽明爲一合少陰太陽爲一合厥陰少陽爲一合手足之脉各三則爲六合也手厥陰則心包胳脉也氣穴論曰肉之大會爲谷肉之小會爲谿肉分之間谿谷之會以行榮衛以會大氣屬骨者爲骨相連屬處表裏者諸陽經脉皆爲表諸陰經脉皆爲裏 新校正云詳帝曰至信其然乎全元起本及太素在上古聖人之教也上岐伯對曰東方生風陽氣上騰散爲風也風者天之號令風爲教始故生自東方風生木風鼓木榮則風生木也木生酸凡物之味酸者皆木氣之所生也尚書洪範曰曲直作酸酸生肝生謂生長也凡味之酸者皆先生長於肝肝生筋肝之精氣生養筋也筋生心陰陽書曰木生火然肝之木氣內養筋巳乃生心也肝主目目見曰明類齊同也其在天爲玄玄謂玄冥言天色高遠尚未盛明也在人爲

道 道謂道化以道而化人則歸從 在地爲化 化謂造化也庶類時育皆造化者也 化生五味 萬物生五味具皆變化爲母而使生成也 道生智 智從正化而有故曰道生智 玄生神 玄冥之內神處其中故曰玄生神 神在天爲風 飛揚鼓坼風之用也然發而周遠无所不通信乎神化而能爾 在地爲木 柔軟曲直木之性也 新校正云詳其在天至爲木與天元紀大論同注頗異 在體爲筋 束絡連綴而爲力也 在藏爲肝 其神魂也道經義曰魂居肝魂靜則至道不亂 在色爲蒼 蒼謂薄青色象木色也 在音爲角 角謂木音調而直也樂記曰角亂則憂其民怨 在聲爲呼 呼謂叫呼亦謂之嘯 在變動爲握 握所以牽就也 新校正云按楊上善云握憂也噦欬慄五者改志而有名曰變動也 在竅爲目 目所以司見形色 在味爲酸 酸可用收斂也 在志爲怒 怒所以禁非也 怒傷肝 雖志爲怒甚則自傷 悲勝怒 悲則肺金并於肝木故勝怒也宣明五藏篇曰精氣并於肺則悲 新校正云詳五志云怒喜思憂恐悲當云憂今變憂爲悲者蓋以恚憂而不解則傷意悲哀而動中則傷魂故不云憂也 風傷筋 風勝則筋絡拘急 新校正云按五運行大論曰風傷肝 燥勝風 燥爲金氣故勝木風 酸傷筋 過節也 辛勝酸 辛金味故勝木酸 南方

生熱陽氣炎爍故生熱熱生火鑽燧改火惟熱是生火生苦凡物之味苦者皆火氣之所生也尚書洪範曰炎上作苦
苦生心凡味之苦者皆先生長於心心生血心之精氣生養血也血生脾陰陽書曰火生土然心火之氣內養血已
乃生脾土　新校正云按太素血作脉心主舌心別是非舌以言事故主舌其在天爲熱暄暑熾燠熱之用也在
地爲火炎上翕赩火之性也在體爲脉通行榮衛而養血也在藏爲心其神心也道經義曰神處心神
守則血氣流通在色爲赤象火色在音爲徵徵謂火音和而美也樂記曰徵亂則哀其事勤在聲爲
笑笑喜聲也在變動爲憂憂可以成務　新校正云按楊上善云心之憂在心變動肺之憂在肺之志是則肺主於秋憂爲正
也心主於夏變而生憂也在竅爲舌舌所以司辨五味也金匱眞言論曰南方赤色入通於心開竅於耳尋其爲竅則舌義便乖以其主
味故云舌也在味爲苦苦可用燥泄也在志爲喜喜所以和樂也喜傷心雖志爲喜甚則自傷恐
勝喜恐則腎水并於心火故勝喜也宣明五藏篇曰精氣并於腎則恐熱傷氣熱勝則喘息促急寒勝熱寒爲
水氣故勝火熱苦傷氣以火生也　新校正云詳此篇論所傷之旨其例有三東方云風傷筋酸傷筋中央云濕傷肉甘傷肉是自傷者也南方

云熱傷氣苦傷氣北方云寒傷血鹹傷血是傷已所勝西方云熱傷皮毛是被勝傷已辛傷皮毛是自傷者也凡此五方所傷有此三例不同太素則俱云自傷

鹹勝苦鹹水味故勝火苦中央生濕陽氣盛薄陰氣固升升薄相合故生濕也易義曰陽上薄陰陰能固之然後蒸而爲雨明濕生於固陰之氣也　新校正云按楊上善云六月四陽二陰合蒸以生濕氣也濕生土土濕則固明濕生也　新校正云按楊上善云四陽二陰合而爲濕蒸腐萬物成土也土生甘凡物之味甘者皆土氣之所生也尚書洪範曰稼穡作甘甘生脾凡味之甘者皆先生長於脾脾生肉脾之精氣生養肉也肉生肺陰陽書曰土生金然脾土之氣內養肉已乃生肺金脾主口脾受水穀口納五味故主口其在天爲濕霧露雲雨濕之用也在地爲土安靜稼穡土之德也在體爲肉覆裹筋骨充其形也在藏爲脾其神意也道經義曰意託脾意寧則智無散越在色爲黃象土色也在音爲宮宮謂土音大而和也樂記曰宮亂則荒其君驕在聲爲歌歌嘆聲也在變動爲噦噦謂噦噫胃寒所生　新校正云詳王謂噦爲噦噫噫非噦也按楊上善云噦氣忤也在竅爲口口所以司納水穀在味爲甘甘可用寬緩也在志爲思思所以知遠也思傷脾雖志爲思甚則自傷怒勝思怒則不思

勝可知矣濕傷肉脾主肉而惡濕故濕勝則肉傷風勝濕風爲木氣故勝土濕甘傷肉亦過節也新校正云按五運行大論云甘傷脾酸勝甘酸木味故勝土甘西方生燥天氣急切故生燥燥生金金燥有聲則生金也金生辛凡物之味辛者皆金氣之所生也尚書洪範曰從革作辛辛生肺凡味之辛者皆先生長於肺肺生皮毛肺之精氣生養皮毛皮毛生腎陰陽書曰金生水然肺金之氣養皮毛已乃生腎水肺主鼻肺藏氣鼻通息故主鼻其在天爲燥輕急勁強燥之用也在地爲金堅勁從革金之性也在體爲皮毛包藏膚腠扞其邪也在藏爲肺其神魄也道經義曰魄在肺魄安則德修壽延在色爲白象金色在音爲商商謂金聲輕而勁也樂記曰商亂則陂其官壞在聲爲哭哭哀聲也在變動爲欬欬謂欬嗽所以利咽喉也在竅爲鼻鼻所以司嗅呼吸在味爲辛辛可用散潤也在志爲憂憂深慮也憂傷肺雖志爲憂過則損也喜勝憂喜則心火并於肺金故勝憂也宣明五氣篇曰精氣并於心則喜熱傷皮毛熱從火生耗津液故寒勝熱陰制陽也新校正云按太素作燥傷皮毛熱勝燥又按王注五運行大論云火有二別故此

再與熱傷之形證辛傷皮毛過而招損苦勝辛苦火味故勝金辛北方生寒陰氣凝冽故生寒也寒生水寒氣盛凝變爲水水生鹹凡物之味鹹者皆水氣之所生也尚書洪範曰潤下作鹹鹹生腎凡味之鹹者皆生長於腎腎生骨髓腎之精氣生養骨髓髓生肝陰陽書曰水生木然腎水之氣養骨髓已乃生肝木腎主耳腎屬北方位居幽暗聲入故主耳其在天爲寒凝清慘冽寒之用也在地爲水清潔潤下水之用也在體爲骨端直貞幹以立身也在藏爲腎其神志也道經義曰志藏腎志營則骨髓滿實在色爲黑象水色在音爲羽羽謂水音沈而深也樂記曰羽亂則危其財匱在聲爲呻呻吟聲也在變動爲慄慄謂戰慄甚寒大恐而悉有之在竅爲耳耳所以司聽五音新校正云按金匱真言論云開竅於二陰蓋以心寄竅於耳故與此不同在味爲鹹鹹可用柔耎也在志爲恐恐所以懼惡也恐傷腎恐而不已則內感於腎故傷也靈樞經曰恐懼而不解則傷精明感腎也思勝恐思深慮遠則見事源故勝恐也寒傷血寒則血凝傷可知也新校正云按太素血作骨燥勝寒燥從熱生故勝寒也新校正云按太素燥作濕鹹傷血食鹹而渴傷血可知新校正云按太素血作骨甘勝鹹甘土味故

勝水鹹新校正云詳自前岐伯對曰至此與五運行論同兩注頗異當並用之故曰天地者萬物之上下也觀其覆載而萬物之上下可見矣陰陽者血氣之男女也陰主血陽主氣陰生女陽生男左右者陰陽之道路也陰陽間氣左右循環故左右為陰陽之道路也新校正云詳間氣之說具六微旨大論中楊上善云陰氣右行陽氣左行水火者陰陽之徵兆也觀水火之氣則陰陽徵兆可明矣陰陽者萬物之能始也謂能為變化之生成之元始新校正云詳天地者至萬物之能始與天元紀大論同注頗異彼無陰陽者血氣之男女一句又以金木者生成之終始代陰陽者萬物之能始故曰陰在內陽之守也陽在外陰之使也陰靜故為陽之鎮守陽動故為陰之役使帝曰法陰陽奈何岐伯曰陽勝則身熱腠理閉喘麤為之俛仰汗不出而熱齒乾以煩冤腹滿死能冬不能夏陽勝故能冬熱甚故不能夏陰勝則身寒汗出身常清數慄而寒寒則厥厥則腹滿死厥謂氣逆能夏不能

冬陰勝故能夏寒甚故不能冬此陰陽更勝之變病之形能也帝曰調此二者柰何調謂順天癸性而治身之血氣精氣也岐伯曰能知七損八益則二者可調不知用此則早衰之節也用謂房色也女子以七七為天癸之終丈夫以八八為天癸之極然知八可益知七可損則各隨氣分脩養天眞終其天年以度百歲上古天眞論曰女子二七天癸至月事以時下丈夫二八天癸至精氣溢寫然陰七可損則海滿而血自下陽八宜益交會而泄精由此則七損八益理可知矣年四十而陰氣自半也起居衰矣內耗故陰減中乾故氣力始衰靈樞經曰人年四十腠理始踈榮華稍落髮班白由此之節言之亦起居衰之次也年五十體重耳目不聰明矣衰之漸也年六十陰痿氣大衰九竅不利下虛上實涕泣俱出矣衰之甚矣故曰知之則強不知則老知謂知七損八益全形保性之道也故同出而名異耳同謂同於好欲異謂異其老壯之名智者察同愚者察異智者察同欲之閒而能性道愚者見形容別異方乃効之自性則道益有餘放効則治生不足故下文曰愚

者不足智者有餘先行故有餘後學故不足有餘則耳目聰明身體輕強老者復壯壯者益治夫保性全形蓋由知道之所致也故曰道者不可斯須離可離非道此之謂也是以聖人爲無爲之事樂恬憺之能從欲快志於虛无之守故壽命无窮與天地終此聖人之治身也聖人不爲无益以害有益不爲害性而順性故壽命長遠與天地終庚桑楚曰聖人之於聲色滋味也利於性則取之害於性則損之此全性之道也書曰不作无益害有益也天不足西北故西北方陰也而人右耳目不如左明也在上故法天地不滿東南故東南方陽也而人左手足不如右強也在下故法地帝曰何以然歧伯曰東方陽也陽者其精并於上并於上則上明而下虛故使耳目聰明而手足不便也西方陰也陰者其精并於下并於下則

下盛而上虛故其耳目不聰明而手足便也故俱感於邪其在上則右甚在下則左甚此天地陰陽所不能全也故邪居之夫陰陽之應天地猶水之在器也器圓則水圓器曲則水曲人之血氣亦如是故隨不足則邪氣留居之故天有精地有形天有八紀地有五里陽爲天降精氣以施化陰爲地布和氣以成形五行爲生育之井里八風爲變化之綱紀八紀謂八節之紀五里謂五行化育之里故能爲萬物之父母陽天化氣陰地成形五里運行八風鼓折收藏生長死替時宜夫如是故能爲萬物變化之父母也清陽上天濁陰歸地所以能爲萬物之父母者何以有是之升降也是故天地之動靜神明爲之綱紀清陽上天濁陰歸地然其動靜誰所主司蓋由神明之綱紀爾上文曰神明之府此之謂也故能以生長收藏終而復始神明之運爲乃能如是惟賢人上配天以養頭下象地以養足中傍人事以養五藏頭圓故配天足方故象地人事更易五藏遞遷故從而養也天氣通於

肺居高故 地氣通於嗌次下故 風氣通於肝風生木故 雷氣通於心雷象火之有聲故 谷氣通於脾谷空虛脾受納故 雨氣通於腎腎主水故　新校正云按千金方云風氣應於肝雷氣動於心穀氣感於脾雨氣潤於腎 六經爲川流注不息故 腸胃爲海以皆受納也靈樞經曰胃爲水穀之海 九竅爲水注之氣清明者象水之内明流注者象水之流注 以天地爲之陰陽以人事配象則近指天地以爲陰陽 陽之汗以天地之雨名之夫人汗泄於皮腠者是陽氣之發泄爾然其取類於天地之間則雲騰雨降而相似也故曰陽之汗以天地之雨名之 陽之氣以天地之疾風名之陽氣散發疾風飛揚故以應之舊經无名之二字尋前類例故加之 暴氣象雷暴氣鼓擊鳴轉有聲故 逆氣象陽逆氣陵上陽氣亦然 故治不法天之紀不用地之理則災害至矣背天之紀違地之理則六經反作五氣更傷眞氣既傷則災害之至可知矣　新校正云按上文天有八紀地有五里此文注中理字當作里 故邪風之至疾如風雨至謂至於身形 故善治者治皮毛止於萌也 其次治

内經二　乙

肌膚救其已生其次治筋脉攻其已病其次治六府治其已甚其次治五藏治五藏者半死半生也治其已成神農曰病勢已成可得半愈然初成者獲愈固又者代形故治五藏者半生半死也故天之邪氣感則害人五藏四時之氣八正之風皆天邪也金匱真言論曰八風發邪以爲經風觸五藏邪氣發病故天之邪氣感則害人五藏水穀之寒熱感則害於六府熱傷胃及膀胱寒傷腸及膽氣地之濕氣感則害皮肉筋脉濕氣勝則榮衛之氣不行故感則害於皮肉筋脉故善用鍼者從陰引陽從陽引陰以右治左以左治右以我知彼以表知裏以觀過與不及之理見微得過用之不殆深明故也善診者察色按脉先別陰陽別於陽者則知病處別於陰者則知死生之期審清濁而知部分謂察色之青赤黃白黑也部分謂藏府之位可占候處視喘息聽音聲而知所苦謂聽聲之宮商角徵羽也視喘息謂候呼吸之長短也觀權衡規矩而知病所主

權謂秤權衡謂星衡規謂圓形矩謂方象然權也者所以察中外衡也者所以定高卑規也者所以表柔虛矩也者所以明強盛脈要精微論曰以春應中規言陽氣柔軟以夏應中矩言陽氣盛強以秋應中衡言陰升陽降氣有高下以冬應中權言陽氣居下也故善診之用必備見焉所主者謂應四時之氣所主生病之在高下中外也**按尺寸觀浮沈滑濇而知病所生以治**浮沈滑濇皆脈象也浮脈者浮於手下也沈脈者按之乃得也滑脈者往來易濇脈者往來難故審尺寸觀浮沈而知病之所生以治之也　新校正云按甲乙經作知病所在以治則无過下无過二字續此爲句**無過以診則不失矣**有過无過皆以診知則所主治无誤失也**故曰病之始起也可刺而已**以輕微也**其盛可待衰而已**病盛取之毀傷真氣故其盛者必可待衰**故因其輕而揚之**輕者發揚則邪去**因其重而減之**重者節減去之**因其衰而彰之**因病氣衰攻令邪去則真氣堅固血色彰明**形不足者溫之以氣精不足者補之以味**氣謂衛氣味謂五藏之味也靈樞經曰衛氣者所以溫分肉而充皮膚肥腠理而司開闔故衛氣溫則形分足矣上古天真論曰腎者主水受五藏六府之精而藏之故五藏盛乃能寫由此則精不足者補五藏之味也**其高者因而越**

之越謂越揚也其下者引而竭之引謂泄引也中滿者寫之於內內謂腹內其有邪者漬形以爲汗邪謂風邪之氣風中於表則汗而發之其在皮者汗而發之在外故汗發泄也其慓悍者按而收之慓疾也悍利也氣候疾利則按之以收斂也其實者散而寫之陽實則發散陰實則宣寫故下文審其陰陽以別柔剛陰曰柔陽曰剛陽病治陰陰病治陽所謂從陰引陽從陽引陰以右治左以左治右者也定其血氣各守其鄉鄉謂本經之氣位血實宜決之決謂決破其血氣虛宜掣引之掣讀爲導導引則氣行條暢　新校正云按甲乙經掣作擊

陰陽離合論篇第六新校正云按全元起本在第三卷

黃帝問曰余聞天爲陽地爲陰日爲陽月爲陰大小月三百六十日成一歲人亦應之以四時五行運用於內故人亦應之　新校正云詳

天爲陽至成一歲與六節藏象篇重今三陰三陽不應陰陽其故何也歧伯對曰陰陽者數之可十推之可百數之可千推之可萬萬之大不可勝數然其要一也一謂離合也雖不可勝數然其要妙以離合推步悉可知之天覆地載萬物方生未出地者命曰陰處名曰陰中之陰處陰之中故曰陰處形未動出亦是爲陰以陰居陰故曰陰中之陰則出地者命曰陰中之陽形動出者是則爲陽以陽居陰故曰陰中之陽陽予之正陰爲之主陽施正氣萬物方生陰爲主持群形乃立故生因春長因夏收因秋藏因冬失常則天地四塞春夏爲陽故生長也秋冬爲陰故收藏也若失其常道則春不生夏不長秋不收冬不藏夫如是則四時之氣閉塞陰陽之氣无所運行矣陰陽之變其在人者亦數之可數天地陰陽雖不可勝數在於人形之用者則數可知之帝曰願聞三陰三陽之離合也歧伯曰聖人南面而立前曰

廣明後曰太衝廣大也南方丙丁火位主之陽氣盛明故曰大明也嚮明治物故聖人南面而立易曰相見乎離蓋謂此也然在人身中則心藏在南故謂前曰廣明衝脉在此故謂後曰太衝然太衝者腎脉與衝脉合而盛大故曰太衝是以下文云太衝之地名曰少陰此正明兩脉相合而爲表裏也少陰之上名曰太陽腎藏爲陰膀胱府爲陽陰氣在下陽氣在上此爲一合之經氣也靈樞經曰足少陰之脉者腎脉也起於小指之下邪趣足心又曰足太陽之脉者膀胱脉也循京骨至小指外側由此故少陰之上名太陽也是以下文曰太陽根起於至陰結於命門名曰陰中之陽至陰穴名在足小指外側命門者藏精光照之所則兩目也太陽之脉起於目而下至於足故根於指端結於目也靈樞經曰命門者目也此與靈樞義合以太陽居少陰之地故曰陰中之陽新校正云按素問太陽言根結餘經不言結甲乙今具中身而上名曰廣明廣明之下名曰太陰靈樞經曰天爲陽地爲陰腰以上爲天腰以下爲地分身之旨則中身之上屬於廣明廣明之下屬太陰也又心廣明藏下則太陰脾藏也太陰之前名曰陽明人身之中胃爲陽明脉行在脾脉之前脾爲太陰脉行於胃脉之後靈樞經曰足太陰之脉者脾脉也起於大指之端循指內側白肉際過核骨後上內踝前廉上腨內循胻骨之後足陽明之脉者胃脉也

下膝三寸而別以下入中指外間由此故太陰之前名陽明也是以下文曰　陽明根起於厲兌名曰陰中之陽　厲兌穴名在足大指次指之端以陽明居太陰之前故曰陰中之陽　厥陰之表名曰少陽　人身之中膽少陽脉行肝脉之分外肝厥陰脉行膽脉之位内靈樞經曰足厥陰之脉者肝脉也起於足大指聚毛之際上循足跗上廉足少陽之脉者膽脉也循足跗上出小指次指之端由此則厥陰之表名少陽也故下文曰　少陽根起於竅陰名曰陰中之少陽　竅陰穴名在足小指次指之端以少陽居厥陰之表故曰陰中之少陽　是故三陽之離合也太陽爲開陽明爲闔少陽爲樞　離謂別離應用合謂配合於陰別離則正位於三陽配合則表裏而爲藏府矣開闔樞者言三陽之氣多少不等動用殊也夫開者所以司動靜之基闔者所以執禁固之權樞者所以主動轉之微由斯殊氣之用故此三變之也　新校正云按九墟太陽爲關陽明爲闔少陽爲樞故關折則肉節潰緩而暴病起矣故候暴病者取之太陽闔折則氣无所止息悸病起故悸者皆取之陽明樞折則骨搖而不能安於地故骨搖者取之少陽甲乙經同　三經者不得相失也搏而勿浮命曰一陽　三經之至搏擊於手而无輕重之異則正可謂一陽之氣无復有三陽差降之爲用也　帝曰願

聞三陰歧伯曰外者爲陽內者爲陰言三陽爲外運之離合三陰爲內用之離合也然則中爲陰其衝在下名曰太陰衝脉在脾之下故言其衝在下也靈樞經曰衝脉者與足少陰之絡皆起於腎下上行者過於胞中由此則其衝之上太陰位也太陰根起於隱白名曰陰中之陰隱白穴名在足大指端以太陰居陰故曰陰中之陰太陰之後名曰少陰藏位及經脉之次也太陰脾也少陰腎也脾藏之下近後則腎之位也靈樞經曰足太陰之脉起於大指之端循指內側及上內踝前廉上腨內循骭骨後足少陰之脉起於小指之下斜趣足心出於然骨之下循內踝之後以上腨內由此則太陰之下名少陰也少陰根起於涌泉名曰陰中之少陰涌泉穴名在足心下踡指宛宛中少陰之前名曰厥陰亦藏位及經脉之次也少陰腎也厥陰肝也腎藏之前近上則肝之位也靈樞經曰足少陰脉循內踝之後上腨內廉足厥陰脉循足跗上廉去內踝一寸上踝八寸交出太陰之後上膕內由此故少陰之前名厥陰也厥陰根起於大敦陰之絕陽名曰陰之絕陰大敦穴名在足大指之端三毛之中也兩陰相合故曰陰之絕陽厥盡也陰氣至此而盡故名曰陰之絕陰是故三陰之離

合也太陰爲開厥陰爲闔少陰爲樞亦氣之不等也新校正云按九墟云關折則倉廩無所輸膈洞者取之太陰闔折則氣弛而善悲悲者取之厥陰樞折則脉有所結而不通不通者取之少陰甲乙經同三經者不得相失也搏而勿沈名曰一陰沈言殊見也陽浮亦然若經氣應至無沈浮之異則悉可謂一陰之氣非復有三陰差降之殊用也陰陽䨏䨏積傳爲一周氣裏形表而爲相成也䨏䨏言氣之往來也積謂積脉之動也傳謂陰陽之氣流傳也夫脉氣往來動而不止積其所動氣血循環應水下二刻而一周於身故曰積傳爲一周也然榮衛之氣因息遊布周流形表拒捍虛邪中外主司互相成立故言氣裏形表而爲相成也新校正云按別本䨏䨏作衝衝

陰陽別論篇第七

新校正云按全元起本在第四卷

黃帝問曰人有四經十二從何謂經謂經脉從謂順從岐伯對曰四經應四時十二從應十二月十二月應十二脉春脉弦夏脉洪秋脉浮冬脉沈謂四時之經脉也從謂天氣順行十二辰之分故應十二月也十二月謂春建寅卯辰夏建巳午未秋建申酉戌冬建亥子丑之月也十二脉謂手三陰

三陽足三陰三陽之脉也以氣數相應故參合之脉有陰陽知陽者知陰知陰者知陽深知則備識其變易凡陽有五五五二十五陽五陽謂五藏之陽氣也五藏應時各形一脉一脉之內包揔五藏之陽五五相乘故二十五陽也　新校正云按玉機真藏論云故病有五變五五二十五變義與此通所謂陰者真藏也見則爲敗敗必死也五藏爲陰故曰陰者真藏也然見者謂肝脉至中外急如循刀刃責責然如按琴瑟弦心脉至堅而搏如循薏苡子累累然肺脉至大而虛如以毛羽中人膚腎脉至搏而絶如以指彈石辟辟然脾脉至弱而乍數乍踈夫如是脉見者皆爲藏敗神去故必死也所謂陽者胃脘之陽也胃脘之陽謂人迎之氣也察其氣脉動靜小大與脉口應否也胃爲水穀之海故候其氣而知病處人迎在結喉兩傍脉動應手其脉之動常左小而右大左小常以候藏右大常以候府一云胃胞之陽非也别於陽者知病處也别於陰者知死生之期陽者衛外而爲固然外邪所中别於陽則知病處陰者藏神而內守若考真正成敗别於陰則知病者死生之期　新校正云按玉機真藏論云别於陽者知病從來别於陰者知死生之期三陽在頭三陰在手所謂一也頭謂人迎手謂氣口兩者相應俱往俱來若引繩小大齊等者名曰平人故言

所謂一也氣口在手魚際之後一寸人迎在結喉兩傍一寸五分皆可以候藏府之氣別於陽者知病忌時別於陰者知死生之期識氣定期故知病忌審明成敗故知死生之期謹熟陰陽無與衆謀謹量氣候精熟陰陽病忌之準可知生死之疑自決正行無惑何用衆謀議也所謂陰陽者去者爲陰至者爲陽靜者爲陰動者爲陽遲者爲陰數者爲陽言脉動之中也凡持眞脉之藏脉者肝至懸絶急十八日死心至懸絶九日死肺至懸絶十二日死腎至懸絶七日死脾至懸絶四日死眞脉之藏脉者謂眞藏之脉也十八日者金木成數之餘也九日者水火生成數之餘也十二日者金火生成數之餘也七日者水土生數之餘也四日者木生數之餘也故平人氣象論曰肝見庚辛死心見壬癸死肺見丙丁死腎見戊巳死脾見甲乙死者以此如是者皆至所期不勝而死也何者以不勝尅賊之氣也曰二陽之病發心脾有不得隱曲女子不月二陽謂陽明大腸及胃之脉也隱曲謂隱蔽委曲之事也夫腸胃發病心脾受之心受之則血不流脾受之則

味不化血不流故女子不月味不化則男子少精是以隱蔽委曲之事不能爲也陰陽應象大論曰精不足者補之以味由是則味不化而精氣少也奇病論曰胞胎者繫於腎又評熱病論曰月事不來者胞脉閉胞脉者屬於心而絡於胞中今氣上迫肺心氣不得下通故月事不來則其義也又上古天眞論曰女子二七天癸至任脉通太衝脉盛月事以時下丈夫二八天癸至精氣溢寫由此則在女子爲不月在男子爲少精

其傳爲風消其傳爲息賁者死不治言其深久者也胃病深久傳入於脾故爲風熱以消削大腸病甚傳入於肺爲喘息而上賁然腸胃脾肺兼及於心三藏二府互相剋薄故死不治

曰三陽爲病發寒熱下爲癰腫及爲痿厥腨痟三陽謂太陽小腸及膀胱之脉也小陽之脉起於手循臂繞肩髆上頭膀胱之脉從頭別下背貫臀入膕中循腨故在上爲病則發寒熱在下爲病則爲癰腫腨痟及爲痿厥痟痠疼也痿無力也厥足冷卽氣逆也

其傳爲索澤其傳爲頹疝熱甚則精血枯涸故皮膚潤澤之氣皆散盡也然陽氣下墜陰脉上爭上爭則寒多下墜則筋緩故睾垂縱緩內作頹疝

曰一陽發病少氣善欬善泄一陽謂少陽膽及三焦之脉也膽氣乘胃故善泄三焦內病故少氣陽上熏肺故善欬何故心火內應也

其傳爲心掣其傳爲隔陽氣乘心心熱故陽氣內掣三焦內結中熱故隔塞不便

二陽一

陰發病主驚駭背痛善噫善欠名曰風厥一陰謂厥陰心主及肝之脉也心主之脉起於胷中出屬心經云心病膺背肩胛間痛又在氣爲噫故背痛善噫心氣不足則腎氣乘之肝主驚駭故驚駭善欠夫肝氣爲風腎氣陵逆既風又厥故名風厥

二陰一陽發病善脹心滿善氣二陰謂少陰心腎之脉也腎膽同逆三焦不行氣稸於上故心滿下虛上盛故氣泄出也

三陽三陰發病爲偏枯痿易四支不舉三陰不足則發偏枯三陽有餘則爲痿易易謂變易常用而痿弱無力也

鼓一陽曰鉤鼓一陰曰毛鼓陽勝急曰絃鼓陽至而絶曰石陰陽相過曰溜言何以知陰陽之病脉邪一陽鼓動脉見鉤也何以然一陽謂三焦心脉之府然一陽鼓動者則鉤脉當之鉤脉則心脉也此言正見者也一陰厥陰肝木氣也毛脉金脉也金來鼓木其脉則毛金氣内乘木陽尚勝急而内見脉則爲絃也若陽氣至而急脉名曰絃屬肝陽氣至而或如斷絶脉名曰石屬腎陰陽之氣相過无能勝負則脉如水溜也

陰爭於内陽擾於外魄汗未藏四逆而起起則熏肺使人喘鳴若金鼓不已陽氣大勝兩氣相持内爭外擾則流汗不止手足反寒甚則陽氣内燔流汗不藏則熱攻於肺故

起則熏肺使人喘鳴也 陰之所生和本曰和 陰謂五神藏也言五藏之所以能生而全天真和氣者以各得自從其和性而安靜爾若一所適則為他氣所乘百端之病由斯而起奉生之道可不慎哉 是故剛與剛陽氣破散陰氣乃消亡 剛謂陽也言陽氣內蒸外為流汗灼而不已則陽勝又陽故盛不久存而陽氣自散陽已破敗陰不獨存故陽氣破散陰氣亦消亡此乃爭勝招敗矣 淖則剛柔不和經氣乃絕 血淖者陽常勝視人之血淖者宜謹和其氣常使流通若不能深思寬勞欲使氣序乖衰陽為重陽內燔藏府則死且可待生其能久乎 死陰之屬不過三日而死 火乘金也 生陽之屬不過四日而死 木乘火也 新校正云按別本作四日而生全元起注本作四日而已俱通詳上下文義作死者非 所謂生陽死陰者肝之心謂之生陽 母來親子故曰生陽 雖惟以木生火亦自陽氣去生爾 心之肺謂之死陰 陰主刑殺火復乘金金得火亡故云死 肺之腎謂之重陰 亦母子也以俱為陰氣故曰重陰 腎之脾謂之辟陰死不治 土氣辟併水乃可升去辟水升故去辟陰 結陽者腫四支 以四支為諸陽之本故 結陰者便血一升 陰主血故

再結二升三結三升二盛謂之再結三盛謂之三結陰陽結斜多陰少陽曰石水少腹腫所謂失法二陽結謂之消二陽結謂胃及大腸俱熱結也腸胃藏熱則喜消水穀新校正云詳此少二陰結三陽結謂之隔三陽結謂小腸膀胱熱結也小腸結熱則血脉燥膀胱熱則津液涸故膈塞而不便寫三陰結謂之水三陰結謂脾肺之脉俱寒結也脾肺寒結則氣化爲水一陰一陽結謂之喉痺一陰謂心主之脉一陽謂三焦之脉也三焦心主脉並絡喉氣熱内結故爲喉痺陰搏陽別謂之有子陰謂尺中也搏謂搏觸於手也尺脉搏擊與寸口殊別陽氣挺然則爲有姙之兆何者陰中有別陽故陰陽虚腸辟死辟陰也然胃氣不留腸開勿禁陰中不廩是眞氣竭絶故死新校正云按全元起本辟作澼陽加於陰謂之汗陽在下陰在上陽氣上搏陰能固之則蒸而爲汗陰虚陽搏謂之崩陰脉不足陽脉盛搏則内崩而血流下三陰俱搏二十日夜半死脾肺成數之餘也搏謂伏鼓異於常候也陰氣盛極故夜半死二陰俱搏十三日夕時死心腎之成數也陰氣未極故死在夕時一陰俱搏十日死肝心生成之數也三陽俱

搏且鼓三日死陽氣速急故三陰三陽俱搏心腹滿發盡不得隱曲五日死兼陰氣也隱曲謂便寫也二陽俱搏其病温死不治不過十日死陽胃之王數也新校正云詳此闕一陽搏

重廣補注黄帝内經素問卷第二

陰陽應象大論

䐜脹上昌眞切肉脹起也 滲泄上所禁切 翕艴下許極切 噦噫上乙劣切下烏界切 能冬上奴代切下能眞形能並同 放效上妣兩切 并於上去聲 嗌伊者切 滑澀下音色 漬即賜切

陰陽離合論

予猶與也

陰陽别論

腨音喘腸也 痟音淵疼也 淖音淘水朝宗于海

重廣補注黃帝內經素問卷第三

啓玄子次注林億孫奇高保衡等奉敕校正孫兆重改誤

靈蘭秘典論　六節藏象論

五藏生成篇　五藏別論

靈蘭秘典論篇第八

新校正云：按全元起本名十二藏相使，在第三卷。

黃帝問曰：願聞十二藏之相使，貴賤何如？藏，藏也。言腹中之所藏者，非復有十二形神之藏也。

歧伯對曰：悉乎哉問也！請遂言之。心者，君主之官也，神明出焉。任治於物，故爲君主之官。清靜栖靈，故曰神明出焉。

肺者，相傅之官，治節出焉。位高非君，故官爲相傅。主行榮衛，故治節由之。

肝者，將軍之官，謀慮出焉。勇而能斷，故曰將軍。潛發未萌，故謀慮出焉。

膽者，中正之官，決斷出焉。剛正果決，故官爲中正。直而不疑，故決斷出焉。

膻中者臣使之官喜樂出焉膻中者在胷中兩乳間爲氣之海然心主爲君以敷宣敎令膻中主氣以氣布陰陽氣和志適則喜樂由生分布陰陽故官爲臣使也

脾胃者倉廩之官五味出焉包容五穀是爲倉廩之官營養四傍故云五味出焉

大腸者傳道之官變化出焉傳道謂傳不潔之道變化謂變化物之形故云傳道之官變化出焉

小腸者受盛之官化物出焉承奉胃司受盛糟粕受已復化傳入大腸故云受盛之官化物出焉

腎者作強之官伎巧出焉強於作用故曰作強造化形容故云伎巧在女則當其伎巧在男則正曰作強

三焦者決瀆之官水道出焉引導陰陽開通閉塞故官司決瀆水道出焉

膀胱者州都之官津液藏焉氣化則能出矣位當孤府故謂都官居下內空故藏津液若得氣海之氣施化則溲便注泄氣海之氣不及則閟隱不通故曰氣化則能出矣靈樞經曰腎上連肺故將兩藏膀胱是孤府則此之謂也

凡此十二官者不得相失也失則災害至故不得相失新校正云詳此乃十一官脾胃二藏共一官故也

故主明則下安以此養生則壽歿世不殆以

爲天下則大昌主謂君主心之官也夫主賢明則刑賞一刑賞一則吏奉法吏奉法則民不獲罪於枉濫矣故主明則天下安也夫心內明則銓善惡銓善惡則察安危察安危則身不夭傷於非道矣故以此養生則壽沒世不至於危殆矣然施之於養生沒世不殆施之於君主天下獲安以其爲天下主則國祚昌盛矣主不明則十二官危使道閉塞而不通形乃大傷以此養生則殃以爲天下者其宗大危戒之戒之使道謂神氣行使之道也夫心不明則邪正一邪正一則損益不分損益不分則動之凶咎陷身於羸瘠矣故形乃大傷以此養生則殃也夫主不明則委於左右委於左右則權勢妄行權勢妄行則吏不得奉法吏不得奉法則人民失所而皆受枉曲矣且人惟邦本本固邦寧本不獲安國將何有宗廟之立安可不至於傾危乎故曰戒之戒之者言深慎也至道在微變化無窮孰知其原孰誰也言至道之用也小之則微妙而細無不入大之則廣遠而變化無窮然其淵原誰所知察窘乎哉消者瞿瞿新校正云按太素作肖者濯濯孰知其要閔閔之當孰者爲良窘要也瞿瞿勤勤也人身之要者道也然以消息異同求諸物理而欲以此知變化之原本者雖瞿瞿勤勤以求明悟然其要妙誰得知乎既未得知轉成深遠閔閔玄妙復不知誰者爲善知要

妙哉玄妙深遠固不以理求而可得近取諸身則十二官粗可探尋而為治身之道爾閔閔深遠也良善也 新校正云詳此四句與氣交變大論文重彼消字作肖

恍惚之數生於毫氂恍惚者謂似有似無也忽亦數也似無似有而毫氂之數生其中老子曰恍恍惚惚其中有物此之謂也筭書曰似有似無為忽毫氂之數起於度量千之萬之可以益大推之大之其形乃制毫氂雖小積而不已命數乘之則起至於尺度斗量之繩準千之萬之亦可增益而至載之大數推引其大則應通人形之制度也黃帝曰善哉余聞精光之道大聖之業而宣明大道非齋戒擇吉日不敢受也深敬故也韓康伯曰洗心曰齋防患曰戒黃帝乃擇吉日良兆而藏靈蘭之室以傳保焉秘之至也

六節藏象論篇第九新校正云按全元起注本在第三卷

黃帝問曰余聞天以六六之節以成一歲人以九九制會新校正云詳下文云地以九九制會計人亦有三百六十五節以為天地

久矣不知其所謂也六六之節謂六竟於六甲之日以成一歲之節限九九制會謂九周於九野之數以制人形之會通也言人之三百六十五節以應天之六六之節久矣若復以九九爲紀法則兩歲太半乃曰一周不知其法眞原安謂也　新校正云詳王注云兩歲太半乃曰一周按九九制會當云兩歲四分歲之一乃曰一周也岐伯對曰昭乎哉問也請遂言之夫六六之節九九制會者所以正天之度氣之數也六六之節天之度也九九制會氣之數也所謂氣數者生成之氣也周天之分凡三百六十五度四分度之一以十二節氣均之則歲有三百六十日而終兼之小月日又不足其數矣是以六十四氣而常置閏焉何者以其積差分故也天地之生育本阯於陰陽人神之運爲始終於九氣然九之爲用豈不大哉律書曰黃鍾之律管長九寸冬至之日氣應灰飛由此則萬物之生咸因於九氣矣古之九寸即今之七寸三分大小不同以其先秬黍之制而有異也新校正云按別本三分作二分天度者所以制日月之行也氣數者所以紀化生之用也制謂準度紀謂綱紀準日月之行度者所以明日月之行遲速也紀化生之爲用者所以彰氣至而斯應也氣應无差則生成之理不替遲速以度而大小之月生焉故曰異長短月移寒暑收藏生長無失時宜也天爲陽地爲陰日

爲陽月爲陰行有分紀周有道理日行一度月行十三度而有奇焉故大小月三百六十五日而成歲積氣餘而盈閏矣日行遲故晝夜行天之一度而三百六十五日一周天而猶有度之奇分矣月行速故晝夜行天之十三度餘而二十九日一周天也言有奇者謂十三度外復行十九分度之七故云月行十三度而有奇也禮義及漢律曆志云二十八宿及諸星皆從東而循天西行日月及五星皆從西而循天東行今太史說云並循天而東行從東而西轉也諸曆家說月一日至四日月行最疾日夜行十四度餘自五日至八日行次疾日夜行十三度餘自九日至十九日其行遲日夜行十二度餘二十日至二十三日行又小疾日夜行十三度餘二十四日至晦日行又大疾日夜行十四度餘今太史說月行之率不如此矣月行有十五日前疾有十五日後遲者有十五日前遲有十五日後疾者大率一月四分之而皆有遲疾遲速之度固無常準矣雖爾終以二十七日月行一周天凡行三百六十一度二十九日日行二十九度月行三百八十七度少七度而不及日也至三十日日復遷計率至十三分日之八月方及日矣此大盡之月也大率其計率至十三分日之半者亦大盡法也其計率至十三分日之五之六而及日者小盡之月也故云大小月三百六十五日而成歲也正言之者三百六十五日四分日之一乃一歲法以奇不成日故舉大以言之若通以六小爲法則歲止有三百五十四日歲少十

一日餘矣取月所少之辰加歲外餘之日故從閏後三十二日而盈閏焉尚書曰朞三百有六旬有六日以閏月定四時成歲則其義也積餘盈閏者蓋以月之大小不盡天度故也**立端於始表正於中推餘於終而天度畢矣**端首也始初也表彰示也正斗建也中月半也推退位也言立首氣於初節之日示斗建於月半之辰退餘閏於相望之後是以閏之前則氣不及月閏之後則月不及氣故常月之制建初立中閏月之紀無初無中縱曆有之皆他節氣也故曆无云其候閏某月節閏某月中也推終之義斷可知乎故曰立端於始表正於中推餘於終也由斯推日成閏故能令天度畢焉**帝曰余已聞天度矣願聞氣數何以合之岐伯曰天以六六爲節地以九九制會**新校正云詳篇首去人以九九制會**天有十日日六竟而周甲甲六復而終歲三百六十日法也**十日謂甲乙丙丁戊巳庚辛壬癸之日也十者天地之至數也易繫辭曰天九地十則其義也六十日而周甲子之數甲子六周而復始則終一歲之日是三百六十日之歲法非天度之數也此蓋十二月各三十日者若除小月其日又差也**夫自古通天者生之本本於陰陽其氣九州九竅皆通乎天氣**通天

謂元氣即天真也然形假地生命惟天賦故奉生之氣通繫於天稟於陰陽而爲根本也寶命全形論曰人生於地懸命於天天地合氣命之曰人四氣調神大論曰陰陽四時者萬物之終始也死生之本也又曰逆其根則伐其本壞其真矣此其義也九州謂冀兖青徐楊荆豫梁雍也然地列九州人施九竅精神往復氣與參同故曰九州九竅也靈樞經曰地有九州人有九竅則其義也先言其氣者謂天真之氣常繫屬於中也天氣不絕真靈內屬行藏動靜悉與天通故曰皆通乎天氣也

故其生五其氣三 形之所存假五行而運用徵其本始從三氣以生成故云其生五其氣三也氣之三者亦副三元故下文曰新校正云詳夫自古通天者至此與生氣通天論同注頗異當兩觀之 **三而成天三而成地三而成人** 非唯人獨由三氣以生天地之道亦如是矣故易乾坤諸卦皆必三矣 **三而三之合則爲九九分爲九野九野爲九藏** 九野者應九藏而爲義也爾雅曰邑外爲郊郊外爲甸甸外爲牧牧外爲林林外爲坰坰外爲野則此之謂也 新校正云按今爾雅云邑外謂之郊郊外謂之牧牧外謂之野野外謂之林林外謂之坰與王氏所引有異 **故形藏四神藏五合爲九藏以應之也** 形藏四者一頭角二耳目三口齒四胷中也形分爲藏故以名焉神藏五者一肝二心三脾四肺五腎也神藏於內故以名焉所謂神藏者肝藏魂心藏神脾藏意肺藏魄腎藏志也故此二別爾 新校正

云詳此乃宣明五氣篇文與生氣通天注重又與三部九候論注重所以名神藏形藏之説具三部九候論注帝曰余已聞六六九九之會也夫子言積氣盈閏願聞何謂氣請夫子發蒙解惑焉請宣揚旨要啓所未聞解疑惑者之心開蒙昧者之耳令其曉達咸使深明岐伯曰此上帝所秘先師傳之也上帝謂上古帝君也先師岐伯祖之師僦貸季上古之理色脉者也移精變氣論曰上古使僦貸季理色脉而通神明八素經序云天師對黃帝曰我於僦貸季理色脉已三世矣言可知乎　新校正云詳素一作索或以八爲太按今太素無此文帝曰請遂聞之遂盡也岐伯曰五日謂之候三候謂之氣六氣謂之時四時謂之歲而各從其主治焉日行天之五度則五日也三候正十五日也六氣凡九十日正三月也設其多之矣故十八候爲六氣六氣謂之時也四時凡三百六十日故曰四時謂之歲也各從主治謂一歲之日各歸從五行之一氣而爲之主以王也故下文曰五運相襲而皆治之終朞之日周而復始時立氣布如環無端候亦同法故曰不知年

之所加氣之盛衰虛實之所起不可以爲工矣五運謂五行之氣應天之運而主化者也襲謂承襲如嫡之承襲也言五行之氣父子相承主統一周之日常如是無已周而復始也時謂立春之前當至時也氣謂當王之脉氣也春前氣至脉氣亦至故曰時立氣布也候謂日行五度之候也言一候之日亦五氣相生而直之差則病矣移精變氣論曰上古使僦貸季理色脉而通神明合之金木水火土四時八風六合不離其常此之謂也工謂工於脩養者也言必明於此乃可横行天下矣 新校正云詳王注時立氣布謂立春前當至時當王之脉氣也按此正謂歲立四時時布六氣如環之無端故又曰候亦同法帝曰五運之始如環無端其太過不及何如岐伯曰五氣更立各有所勝盛虛之變此其常也言盛虛之變見此乃天之常道爾帝曰平氣何如岐伯曰無過者也不愆常候則無過也帝曰太過不及奈何岐伯曰在經有也言玉機眞藏論篇已具言五氣平和太過不及之旨也 新校正云詳王注言玉機眞藏論已具按本篇言脉之太過不及即不論運氣之太過不及與平氣當云氣交變大論五常政大論篇已具言也帝曰何謂所勝岐伯曰春勝長

夏長夏夏勝冬冬勝夏夏勝秋秋勝春所謂得五行時之勝各以氣命其藏春應木木勝土長夏應土土勝水冬應水水勝火夏應火火勝金秋應金金勝木常如是矣四時之中加之長夏故謂得五行時之勝也所謂長夏者六月也土生於火長在夏中既長而王故云長夏也以氣命藏者春之木內合肝長夏土內合脾冬之水內合腎夏之火內合心秋之金內合肺故曰各以氣命其藏也命名也帝曰何以知其勝岐伯曰求其至也皆歸始春始春謂立春之日也春爲四時之長故候氣皆歸於立春前之日也未至而至此謂太過則薄所不勝而乘所勝也命曰氣淫不分邪僻內生工不能禁此上十字文義不倫應古人錯簡次後五治下乃其義也今朱書之至而不至此謂不及則所勝妄行而所生受病所不勝薄之也命曰氣迫所謂求其至者氣至之時也凡氣之至皆謂立春前十五日乃候之初也未至而至謂所直之氣未應至而先期至也先期而至是氣有餘故曰太過至而不至謂所直之氣應至不至而後期至後期而至是氣不足故曰不及太

過則薄所不勝而乘所勝不及則所勝妄行而所生受病所不勝薄之者凡五行之氣我剋者爲所勝剋我者爲所不勝生我者爲所生假令肝木有餘是肺金不足金不制木故木太過木氣既餘則反薄肺金而乘於脾土矣故曰太過則薄所不勝而乘所勝也此皆五藏之氣內相淫併爲疾故命曰氣淫也餘太過例同之又如肝木氣少不能制土土氣無畏而遂妄行木被土凌故云所勝妄行而所生受病也肝木之氣不平肺金之氣自薄故曰所不勝薄之然木氣不平土金交薄相迫爲疾故曰氣迫也餘不及例皆同謹候其時氣可與期失時反候五治不分邪僻內生工不能禁也時謂氣至時也候其年則始於立春之日候其氣則始於四氣定期候其日則隨於候日故曰謹候其時氣可與期也反謂反背也五治謂五行所治主統一歲之氣也然不分五治謬引八邪天真其氣運尚未該通人病之由安能精達故曰工不能禁也帝曰有不襲乎言五行之氣有不相承襲者乎岐伯曰蒼天之氣不得無常也氣之不襲是謂非常非常則變矣變謂變易天常也帝曰非常而變柰何岐伯曰變至則病所勝則微所不勝則甚因而重感於邪則死矣故非其時則微當

其時則甚也言蒼天布氣尚不越於五行人在氣中豈不應於天道夫人之氣亂不順天常故有病死之徵矣左傳曰違天不祥此其類也假令木直之年有火氣至後二歲病矣土氣至後三歲病矣金氣至後四歲病矣水氣至後五歲病矣眞氣不足復重感邪眞氣內微故重感於邪則死也假令非主直年而氣相干者且爲微病不必內傷於神藏故非其時則微而且持也若當所直之歲則易中邪氣故當其直時則病疾甚也諸氣當其王者皆必受邪故曰非其時則微當其時則甚也通評虛實論曰非其時則生當其時則死當謂正直之年也帝曰善余聞氣合而有形因變以正名天地之運陰陽之化其於萬物孰少孰多可得聞乎新校正云詳從前岐伯曰昭乎哉問也至此全元起注本及太素並無疑王氏之所補也岐伯曰悉哉問也天至廣不可度地至大不可量大神靈問請陳其方言天地廣大不可度量而得之造化玄微豈可以人心而徧悉大神靈問讚聖深明舉大說凡粗言綱紀故曰請陳其方草生五色五色之變不可勝視草生五味五味之美不可勝極言物生之衆稟化各殊目視口味尚無能盡之況於人心乃能包括耶嗜欲不同各有

所通言色味之衆雖一不可徧盡所由然人所嗜所欲則自隨己心之所愛耳故曰嗜欲不同各有所通天食人以五氣地食人以五味天以五氣食人者臊氣湊肝焦氣湊心香氣湊脾腥氣湊肺腐氣湊腎也地以五味食人者酸味入肝苦味入心甘味入脾辛味入肺鹹味入腎也清陽化氣而上爲天濁陰成味而下爲地故天食人以氣地食人以味也陰陽應象大論曰清陽爲天濁陰爲地又曰陽爲氣陰爲味五氣入鼻藏於心肺上使五色脩明音聲能彰五味入口藏於腸胃味有所藏以養五氣氣和而生津液相成神乃自生心榮面色肺主音聲故氣藏於心肺上使五色脩潔分明音聲彰著氣爲水母故味藏於腸胃內養五氣五氣和化津液方生津液與氣相副化成神氣乃能生而宣化也帝曰藏象何如象謂所見於外可閱者也岐伯曰心者生之本神之變也其華在面其充在血脉爲陽中之太陽通於夏氣心者君主之官神明出焉然君主者萬物繫之以興亡故曰心者生之本神之變也火氣炎上故華在面也心養血其主脉故充在血脉也心王於夏氣合太陽以太陽居夏火之中故曰陽中之太陽通於夏氣也金匱真言論曰平旦至

日中天之陽陽中之陽也　新校正云詳神之變全元起本并太素作神之處肺者氣之本魄之處也其華在毛其充在皮爲陽中之太陰通於秋氣肺藏氣其神魄其養皮毛故曰肺者氣之本魄之處華在毛充在皮也肺藏爲太陰之氣主王於秋晝日爲陽氣所行位非陰處以太陰居於陽分故曰陽中之太陰通於秋氣也金匱眞言論曰日中至黄昏天之陽陽中之陰也　新校正云按太陰甲乙經并太素作少陰當作少陰肺在十二經雖爲太陰然在陽分之中當爲少陰也腎者主蟄封藏之本精之處也其華在髮其充在骨爲陰中之少陰通於冬氣地戶封閉蟄蟲深藏腎又主水受五藏六府之精而藏之故曰腎者主蟄封藏之本精之處也腦者髓之海腎主骨髓髮者腦之所養故華在髮充在骨也以盛陰居冬陰之分故曰陰中之少陰通於冬氣也金匱眞言論曰合夜至雞鳴天之陰陰中之陰也　新校正云按全元起本并甲乙經太素少陰作太陰當作太陰腎在十二經雖爲少陰然在陰分之中當爲太陰肝者罷極之本魂之居也其華在爪其充在筋以生血氣其味酸其色蒼新校正云詳此六字當去按太素心其味苦其色赤肺其味辛其色白腎其味鹹其色黑今惟肝脾二藏載其味其

色據陰陽應象大論已著色味詳矣此不當出之今更不添心肺腎三藏之色味只去肝脾二藏之色味可矣其注中所引陰陽應象大論文四十一字亦當去之

此爲陽中之少陽通於春氣

夫人之運動者皆筋力之所爲也肝主筋其神魂故曰肝者罷極之本魂之居也爪者筋之餘筋者肝之養故華在爪充在筋也東方爲發生之始故以生血氣也陰陽應象大論曰東方生風風生木木生酸肝合木故其味酸也又曰神在藏爲肝在色爲蒼故其色蒼也以少陽居於陽位而王於春故曰陽中之少陽通於春氣也金匱眞言論曰平旦至日中天之陽陽中之陽也新校正云按全元起本幷甲乙經太素作陰中之少陽當作陰中之少陽詳王氏引金匱眞言論云平旦至日中天之陽陽中之陽也以爲證則王意以爲陽中之少陽也再詳上文心藏爲陽中之太陽王氏以引平旦至日中之説爲證今肝藏又引爲證反不引雞鳴至平旦天之陰陰中之陽爲證則王注之失可見當從全元起本及甲乙經太素作陰中之少陽爲得

脾胃大腸小腸三焦膀胱者倉廩之本營之居也名曰器能化糟粕轉味而入出者也

皆可受盛轉運不息故爲倉廩之本名曰器也營起於中焦中焦爲脾胃之位故云營之居也然水穀滋味入於脾胃脾胃糟粕轉化其味出於三焦膀胱故曰轉味而入出者也

其華在脣四白其充在肌其味甘其色黃

新校正云詳此

大字當去并注中引陰陽應象大論文四十字亦當去已解在前條此至陰之類通於土氣口爲脾官脾主肌肉故曰華在脣四白充在肌也四白謂脣四際之白色肉也陰陽應象大論曰中央生濕濕生土土生甘脾合土故其味甘也又曰在藏爲脾在色爲黃故其色黃也脾藏土氣土合至陰故曰此至陰之類通於土氣也金匱眞言論曰陰中之至陰脾也凡十一藏取決於膽也上從心藏下至於膽爲十一也然膽者中正剛斷無私偏故十一藏取決於膽也故人迎一盛病在少陽二盛病在太陽三盛病在陽明四盛已上爲格陽陽脉法也少陽膽脉也太陽膀胱脉也陽明胃脉也靈樞經曰一盛而躁在手少陽二盛而躁在手太陽三盛而躁在手陽明手少陽三焦脉手太陽小腸脉手陽明大腸脉一盛者謂人迎之脉大於寸口一倍也餘盛同法四倍已上陽盛之極故格拒而食不得入也正理論曰格則吐逆寸口一盛病在厥陰二盛病在少陰三盛病在太陰四盛已上爲關陰陰脉法也厥陰肝脉也少陰腎脉也太陰脾脉也靈樞經曰一盛而躁在手厥陰二盛而躁在手少陰三盛而躁在手太陰手厥陰心包脉也手少陰心脉也手太陰肺脉也盛法同陽四倍已上陰盛之極故關閉而溲不得通也正理論曰關則不得溺人迎與寸口俱盛四倍

已上爲關格關格之脉羸不能極於天地之精氣則死矣俱盛謂俱大於平常之脉四倍也物不可以久盛極則衰敗故不能極於天地之精氣則死矣靈樞經曰陰陽俱盛不得相營故曰關格關格者不得盡期而死矣此之謂也　新校正云詳羸當作盈脉盛四倍已上非羸也乃盛極也古文羸與盈通用

五藏生成篇第十　新校正云詳全元起本在第九卷按此篇云五藏生成篇而不云論者蓋此篇直記五藏生成之事而無問荅論議之辭故不云論後不言論者義皆倣此

心之合脉也火氣動躁脉類齊同心藏應火故合脉也其榮色也火炎上而色赤故榮美於面而赤色　新校正云詳王以赤色爲面榮美未通大抵發見於面之色皆心之榮也豈專爲赤哉其主腎也主謂主與腎相畏也火畏於水水與爲官故畏於腎肺之合皮也金氣堅定皮象亦然肺藏應金故合皮也其榮毛也毛附皮革故外榮其主心也金畏於火火與爲官故主畏於心也肝之合筋也木性曲直筋體亦然肝藏應木故合筋也其榮爪也爪者筋之餘故外榮也其主肺也木畏於金金與爲官故主畏於肺也脾之合肉也土性柔厚肉體亦然脾藏應土故合肉也其

榮脣也口爲脾之官故榮於脣脣謂四際白色之處非赤色也其主肝也土畏於木木與爲官故主畏於肝也腎之合骨也水性流濕精氣亦然骨通精髓故合骨也其榮髮也腦爲髓海腎氣主之故外榮髮也其主脾也水畏於土土與爲官故主畏於脾也是故多食鹹則脈凝泣而變色心合脈其榮色鹹益腎勝於心心不勝故脈凝泣而顏色變易也多食苦則皮槁而毛拔肺合皮其榮毛苦益心勝於肺肺不勝故皮枯槁而毛拔去也多食辛則筋急而爪枯肝合筋其榮爪辛益肺勝於肝肝不勝故筋急而爪乾枯也多食酸則肉胝䐢而脣揭脾合肉其榮脣酸益肝勝於脾脾不勝故肉胝䐢而脣皮揭舉也多食甘則骨痛而髮落腎合骨其榮髮甘益脾勝於腎腎不勝故骨痛而髮墮落此五味之所傷也五味入口輸於腸胃而內養五藏各有所養有所欲欲則互有所傷故下文曰故心欲苦合火故也肺欲辛合金故也肝欲酸合木故也脾欲甘合土故也腎欲鹹合水故也此五味之所合也各隨其欲而歸湊之五藏之氣新校正云按全元起本云此五味之合五藏之氣也連上文太素同故色見

青如草茲者死（茲滋也言如草初生之青色也）黃如枳實者死（色青黃也）黑如炲者死（炲謂炲煤也）赤如衃血者死（衃血謂敗惡凝聚之血色赤黑也）白如枯骨者死（白而枯槁如乾骨之白也）此五色之見死也（藏敗故見死色也三部九候論曰五藏已敗其色必夭夭必死矣此之謂也）青如翠羽者生赤如雞冠者生黃如蟹腹者生白如豕膏者生黑如烏羽者生此五色之見生也（此謂光潤也色雖可愛若見朦朧尤善矣故下文曰）生於心如以縞裹朱生於肺如以縞裹紅生於肝如以縞裹紺生於脾如以縞裹栝樓實生於腎如以縞裹紫（是乃真見生色也縞白色紺薄青色）此五藏所生之外榮也（榮美色也）色味當五藏白當肺辛赤當心苦青當肝酸黃當脾甘黑當腎鹹（各當其所應而為色味也）故白當皮赤當脈青當筋

黃當肉黑當骨各歸其所養之藏氣也諸脉者皆屬於目脉者血之府宣明五氣篇曰久視傷血由此明諸脉皆屬於目也　新校正云按皇甫士安云九卷曰心藏脉脉舍神神明通體故云屬目諸髓者皆屬於腦腦爲髓海故諸髓屬之諸筋者皆屬於節筋氣之堅結者皆絡於骨節之間也宣明五氣篇曰久行傷筋由此明諸筋皆屬於節也諸血者皆屬於心血居脉内屬於心也八正神明論曰血氣者人之神然神者心之主由此故諸血皆屬於心也諸氣者皆屬於肺肺藏主氣故也此四支八谿之朝夕也谿者肉之小會名也八谿謂肘膝腕也如是氣血筋脉互有盛衰故爲朝夕矣故人卧血歸於肝肝藏血心行之人動則血運於諸經人靜則血歸於肝藏何者肝主血海故也肝受血而能視言其用也目爲肝之官故肝受血而能視足受血而能步氣行乃血流故足受血而能行步也掌受血而能握以當把握之用指受血而能攝以當攝受之用也血氣者人之神故所以受血者皆能運用卧出而風吹之血凝於膚者爲痺謂瘰痺也凝於脉者爲泣泣謂血行不利凝於足者爲厥厥謂足逆冷也此三

者血行而不得反其空故爲痺厥也空者血流之道大經隧也人有大谷十二分大經所會謂之大谷也十二分者謂十二經脉之部分小谿三百五十四名少十二俞小絡所會謂之小谿也然以三百六十五小絡言之者除十二俞外則當三百五十三名經言三百五十四者傳寫行書誤以三爲四也新校正云按別本及全元起本太素俞作關此皆衛氣之所留止邪氣之所客也衛氣滿填以行邪氣不得居止衛氣虧缺留止則爲邪氣所客故言邪氣所客鍼石緣而去之緣謂夤緣行去之貌言邪氣所客衛氣留止鍼其谿谷則邪氣夤緣隨脉而行去也診病之始五決爲紀五決謂以五藏之脉爲決生死之綱紀也欲知其始先建其母建立也母謂應時之王氣也先立應時王氣而後乃求邪正之氣也所謂五決者五脉也謂五藏脉也是以頭痛巔疾下虛上實過在足少陰巨陽甚則入腎足少陰腎脉巨陽膀胱脉膀胱之脉者起於目內眥上額交巔上其支別者從巔至耳上角其直行者從巔入絡腦還出別下項循肩髆內俠脊抵腰中入循膂絡腎屬膀胱然腎虛而不能引巨陽之氣故頭痛而爲上巔之疾也經病甚已則入於藏矣徇蒙招尤

目冥耳聾下實上虛過在足少陽厥陰甚則入肝徇疾也蒙不明也言目暴疾而不明招謂掉也搖掉不定也尤甚也目疾不明首掉尤甚謂暴病也目冥耳聾謂漸病也足少陽膽脈厥陰肝脈也厥陰之脉從少腹上俠胃屬肝絡膽貫鬲布脅肋循喉嚨之後入頏顙上出額與督脉會於巔其支別者從目系下頰裏足少陽之脉起於目銳眥上抵頭角下耳後循頸入缺盆其支別者從耳後入耳中又支別者別目銳眥下顴加頰車下頸合缺盆以下胷中貫鬲絡肝屬膽今氣不足故爲是病　新校正云按王注徇蒙言目暴疾而不明義未甚顯徇蒙者蓋謂目瞼瞤動疾數而蒙暗也又少陽之脉入顴甲乙經作下頰

腹滿䐜脹支鬲胠脇下厥上冒過在足太陰陽明胠謂脇上也下厥上冒者謂氣從下逆上而冒於目也足太陰脾脉陽明胃脉也足太陰脉自股內前廉入腹屬脾絡胃上鬲足陽明脉起於鼻交於頞下循鼻外下絡頤頷從喉嚨入缺盆屬胃絡脾其直行者從缺盆下乳內廉下俠齊入氣街中其支別者起胃下口循腹裏至氣街中而合以下髀故爲是病

欬嗽上氣厥在胷中過在手陽明太陰手陽明大腸脉太陰肺脉也手陽明脉自肩髃前廉上出於柱骨之會上下入缺盆絡肺下鬲屬大腸手太陰脉起於中焦下絡大腸還循胃口上鬲屬肺從肺系橫出腋下故爲欬嗽上氣厥在胷中也　新校正云按甲乙經厥作病

心煩頭痛病

在鬲中過在手巨陽少陰手巨陽小腸脉少陰心脉也巨陽之脉從肩上入缺盆絡心循咽下鬲抵胃屬小腸其支別者從缺盆循頸上頰至目銳眥手少陰之脉起於心中出屬心系下鬲絡小腸故心煩頭痛病在鬲中也　新校正云按甲乙經云胸中痛支滿腰背相引而痛過在手少陰太陽也夫脉之小大滑濇浮沈可以指別夫脉小者細小大者滿大滑者往來流利濇者往來蹇難浮者浮於手下沈者按之乃得也如是雖衆狀不同然手巧心諦而指可分別也五藏之象可以類推象謂氣象也言五藏雖隱而不見然其氣象性用猶可以物類推之何者肝象木而曲直心象火而炎上脾象土而安靜肺象金而剛決腎象水而潤下夫如是皆大舉宗兆其中隨事變化象法傍通者可以同類而推之尒五藏相音可以意識音謂五音也夫肝音角心音徵脾音宮肺音商腎音羽此其常應也然其互相勝負聲見否臧則耳聰心敏者猶可以意識而知之五色微診可以目察色謂顏色也夫肝色青心色赤脾色黃肺色白腎色黑此其常色也然其氣象交互微見吉凶則目明智遠者可以占視而知之能合脉色可以萬全色青者其脉弦色赤者其脉鉤色黃者其脉代色白者其脉毛色黑者其脉堅此其常色脉也然其參校異同斷言成敗則審而不惑萬舉萬全色脉之病例如下說赤脉之至也喘而堅診曰有

積氣在中時害於食名曰心痺喘謂脉至如卒喘狀也藏居高病則脉為喘狀故心肺二藏而獨言之爾喘為心氣不足堅則病氣有餘心脉起於心胷之中故積氣在中時害於食也積謂病氣積聚痺謂藏氣不宣行也得之外疾思慮而心虛故邪從之思慮心虛故外邪因之而居止矣白脉之至也喘而浮上虛下實驚有積氣在胷中喘而虛名曰肺痺寒熱喘為不足浮者肺虛肺不足是謂心虛上虛則下當滿實矣以其不足故善驚而氣積胷中矣然脉喘而浮是肺自不足喘而虛者是心氣上乘肺受熱而氣不得營故名肺痺而外為寒熱也得之醉而使內也酒味苦燥內益於心醉甚入房故心氣上勝於肺矣青脉之至也長而左右彈有積氣在心下支胠名曰肝痺脉長而彈是為弦緊緊為寒氣中濕乃弦肝主胠脇近於心故氣積心下又支胠也正理論脉名例曰緊脉者如切繩狀言左右彈人手也得之寒濕與疝同法要脊痛足清頭痛脉緊為寒脉長為濕疝之為病亦寒濕所生故言與疝同法也寒濕在下故要脊痛也肝脉者起於足上行至頭出額與督脉會於巔故病則足冷而頭痛也清亦冷也黃脉之至也大

而虛有積氣在腹中有厥氣名曰厥疝脉大爲氣脉虛爲虛既氣又虛故脾氣積於腹中也若腎氣逆上則是厥疝腎氣不上則但虛而脾氣積也女子同法得之疾使四支汗出當風女子同法言同其候也風氣通於肝故汗出當風則脾氣積滿於腹中黑脉之至也上堅而大有積氣在小腹與陰名曰腎痺上謂寸口也腎主下焦故氣積聚於小腹與陰也得之沐浴清水而卧濕氣傷下自歸於腎況沐浴而卧得無病乎靈樞經曰身半以下濕之中也凡相五色之奇脉面黃目青面黃目赤面黃目白面黃目黑者皆不死也奇脉謂與色不相偶合也凡色見黃皆爲有胃氣故不死也　新校正云按甲乙經無之奇脉三字面青目赤面赤目白面青目黑面黑目白面赤目青皆死也無黃色而皆死者以無胃氣也五藏以胃氣爲本故無黃色皆曰死焉

五藏別論篇第十一

新校正云按全元起本在第五卷

黄帝問曰：余聞方士或以腦髓爲藏，或以腸胃爲藏，或以爲府，敢問更相反，皆自謂是，不知其道，願聞其說。方士謂明悟方術之士也。言互爲藏府之差異者，經中猶有之矣。靈蘭秘典論以腸胃爲十二藏相使之次，六節藏象論云十一藏取決於膽，五藏生成篇云五藏之象可以類推，五藏相音可以意識，此則互相矛楯爾。腦髓爲藏，應在別經。岐伯對曰：腦髓骨脉膽女子胞，此六者地氣之所生也，皆藏於陰而象於地，故藏而不寫，名曰奇恒之府。腦髓骨脉雖名爲府，不正與神藏爲表裏；膽與肝合，而不同六府之傳寫；胞雖出納，納則受納精氣，出則化出形容，形容之出，謂化極而生。然出納之用有殊於六府，故言藏而不寫，名曰奇恒之府也。夫胃大腸小腸三焦膀胱，此五者天氣之所生也，其氣象天，故寫而不藏，此受五藏濁氣，名曰傳化之府，此不能久留輸寫者也。言水穀入已，糟粕變化而泄出，不能久久留住於中，但當化已輸寫令去而已。傳寫諸化，故曰傳化之府也。

魄門亦爲五藏使水穀不得久藏謂肛之門也内通於肺故曰魄門受已化物則爲五藏行使然水穀亦不得久藏於中所謂五藏者藏精氣而不寫也故滿而不能實精氣爲滿水穀爲實但藏精氣故滿而不能實新校正云按全元起本及甲乙經太素精氣作精神六府者傳化物而不藏故實而不能滿也以不藏精氣但受水穀故也所以然者水穀入口則胃實而腸虛以未下也食下則腸實而胃虛水穀下也故曰實而不滿滿而不實也帝曰氣口何以獨爲五藏主氣口則寸口也亦謂脉口以寸口可候氣之盛衰故云氣口可以切脉之動靜故云脉口皆同取於手魚際之後同身寸之一寸是則寸口也岐伯曰胃者水穀之海六府之大源也人有四海水穀之海則其一也受水穀已榮養四傍以其當運化之源故爲六府之大源也五味入口藏於胃以養五藏氣氣口亦太陰也氣口在手魚際之後同身寸之一寸氣口之所候脉動者是手太陰脉氣所行故言氣口亦太陰也是以五藏六

府之氣味皆出於胃變見於氣口榮氣之道內穀爲寶 新校正云詳此注出靈樞寶作實穀入於胃氣傳與肺精專者循肺氣行於氣口故云變見於氣口也 新校正云按全元起本出作入故五氣入鼻藏於心肺心肺有病而鼻爲之不利也凡治病必察其下適其脉觀其志意與其病也下謂目下所見可否也調適其脉之盈虛觀量志意之邪正及病深淺成敗之宜乃守法以治之也 新校正云按太素作必察其上下適其脉候觀其志意與其病能拘於鬼神者不可與言至德志意邪則好祈禱言至德則事必違故不可與言至德也惡於鍼石者不可與言至巧惡於鍼石則巧不得施故不可與言至巧病不許治者病必不治治之無功矣心不許人治之是其必死強爲治者功亦不成故曰治之無功矣

重廣補註黃帝內經素問卷第三

靈蘭秘典論 膻徒旱切 廩力稔切 瘠音籍 瞿音劬 六節藏象論

僦即就切 溲所鳩切小便也 五藏生成論 胝䐢上丁尼切下側救切 炲音苔 衃芳杯切 [疒+君]音頑又音君 隧音遂 頏胡浪切 顙蘇朗切 系奚帝切 顴音權 胠去魚切 髃音虞 五藏別論

楯音巡 惡音汙

重廣補注黄帝内經素問卷第四

啓玄子次注林億孫奇高保衡等奉敕校正孫兆重改誤

異法方宜論篇第十二 新校正云按全元起本在第九卷

黄帝問曰醫之治病也一病而治各不同皆愈何也 不同謂鍼石灸焫毒藥導引按蹻也 岐伯對曰地勢使然也 謂法天地生長收藏及高下燥濕之勢 故東方之域天地之所始生也 法春氣也 魚鹽之地海濱傍水 魚鹽之地海之利也濱水際也隨業近之 其民食魚而嗜鹹皆安其處美其食 豐其利故居安恣其

味故食美魚者使人熱中鹽者勝血魚發瘡則熱中之信鹽發渴則勝血之徵故其民皆黑色踈理其病皆為癰瘍血弱而熱故喜為癰瘍其治宜砭石砭石謂以石為鍼也山海經曰高氏之山有石如玉可以為鍼則砭石也 新校正云按氏一作伐故砭石者亦從東方來東人今用之西方者金玉之域沙石之處天地之所收引也法秋氣也引謂牽引使收歛也其民陵居而多風水土剛強居室如陵故曰陵居金氣肅殺故水土剛強也 新校正云詳大抵西方地高民居高陵故多風也不必室如陵矣其民不衣而褐薦其民華食而脂肥不衣絲綿故曰不衣褐謂毛布也薦謂細草也華謂鮮美酥酪骨肉之類也以食鮮美故人體脂肥故邪不能傷其形體其病生於內水土剛強飲食脂肥膚腠閉封血氣充實故邪不能傷也內謂喜怒悲憂恐及飲食男女之過甚也 新校正云詳悲一作思當作思已具陰陽應象大論注中其治宜毒藥能攻其病則謂之毒藥以其血氣盛肌肉堅飲食華水土強故病宜毒藥方制御之藥謂草木蟲魚鳥獸之類皆能除病者也故毒藥者亦從西方來西人方術今奉之北方者天

地所閉藏之域也其地高陵居風寒冰冽法冬氣也其民樂野處而乳食藏寒生滿病水寒冰冽故生病於藏寒也新校正云按甲乙經无滿字其治宜灸焫火艾燒灼謂之灸焫故灸焫者亦從北方來北人正行其法南方者天地所長養陽之所盛處也其地下水土弱霧露之所聚也法夏氣也地下則水流歸之水多故土弱而霧露聚其民嗜酸而食胕言其所食不芬香新校正云按全元起云食魚也故其民皆緻理而赤色其病攣痺酸味收斂故人皆肉理密緻陽盛之處故色赤濕氣內滿熱氣內薄故筋攣脉痺也其治宜微鍼微細小也細小之鍼調脉衰盛也故九鍼者亦從南方來南人盛崇之中央者其地平以濕天地所以生萬物也衆法土德之用故生物衆然東方海南方下西方北方高中央之地平以濕則地形斯異生病殊焉其民食雜而不勞四方輻輳而萬物交歸故人食紛雜而不勞也故其病多痿厥寒熱濕氣在下故多病痿弱氣逆及寒熱也陰陽應象大論曰地之

濕氣感則害皮肉筋脉居近於濕故爾其治宜導引按蹻導引謂搖筋骨動支節按謂抑按皮肉蹻謂捷舉手足故導引按蹻者亦從中央出也中人用爲養神調氣之正道也故聖人雜合以治各得其所宜隨方而用各得其宜唯聖人法乃能然矣故治所以異而病皆愈者得病之情知治之大體也達性懷故然

移精變氣論篇第十三新校正云按全元起本在第二卷

黃帝問曰余聞古之治病惟其移精變氣可祝由而已今世治病毒藥治其內鍼石治其外或愈或不愈何也移謂移易變謂變改皆使邪不傷正精神復強而內守也生氣通天論曰聖人傳精神服天氣上古天真論曰精神內守病安從來岐伯對曰往古人居禽獸之閒動作以避寒陰居以避暑內無眷慕之累外無伸官之形新校正云按全元起本伸作臾此恬憺

之世邪不能深入也故毒藥不能治其內鍼石不能治其外故可移精祝由而已（古者巢居穴處夕隱朝游禽獸之間斷可知矣然動躁陽盛故身熱足以禦寒涼氣生寒故陰居可以避暑矣夫志捐思想則內无眷慕之累心亡願欲故外无伸宦之形靜保天真自无邪勝是以移精變氣无假毒藥祝說病由不勞鍼石而已 新校正本按全元起云祝由南方神）當今之世不然（情慕云為遠於道也）憂患緣其內苦形傷其外又失四時之從逆寒暑之宜賊風數至虛邪朝夕內至五藏骨髓外傷空竅肌膚所以小病必甚大病必死故祝由不能已也帝曰善余欲臨病人觀死生決嫌疑欲知其要如日月光可得聞乎歧伯曰色脉者上帝之所貴也先師之所傳也（上帝謂上古之帝先師謂岐伯祖世之師僦貸季也）上古使僦貸季理色脉而通神明合之金木

水火土四時八風六合不離其常先師以色白脉毛而合金應秋以色青脉弦而合木應春以色黑脉石而合水應冬以色赤脉洪而合火應夏以色黃脉代而合土應長夏及四季然以是色脉下合五行之休王上副四時之往來故六合之間八風鼓坼不離常候盡可與期何者以見其變化而知之也故下文曰變化相移以觀其妙以知其要欲知其要則色脉是矣言所以知四時五行之氣變化相移之要妙者何以色脉故也色以應日脉以應月常求其要則其要也言脉應月色應日者占候之期準也常求色脉之差忒是則平人之診要也夫色之變化以應四時之脉此上帝之所貴以合於神明也所以遠死而近生觀色脉之臧否曉死生之徵兆故能常遠於死而近於生也生道以長命曰聖王上帝聞道勤而行之生道以長惟聖王乃爾而常用也中古之治病至而治之湯液十日以去八風五痹之病八風謂八方之風五痹謂皮肉筋骨脉之痹也靈樞經曰風從東方來名曰嬰兒風其傷人也外在筋紐內舍於肝風從東南来者名曰弱風其傷人也外在於肌肉舍於胃風從南方來名

曰大弱風其傷人也外在於脉内舍於心風從西南來名曰謀風其傷人也外在於肉内舍於脾風從西方來名曰剛風其傷人也外在於皮内舍於肺風從西北來名曰折風其傷人也外在於手太陽之脉内舍於小腸風從北方來名曰大剛風其傷人也外在於骨内舍於腎風從東北來名曰凶風其傷人也外在於掖脇内舍於大腸又痺論曰以春甲乙傷於風者爲筋痺以夏丙丁傷於風者爲脉痺以秋庚辛傷於風者爲皮痺以冬壬癸傷於邪者爲骨痺以至陰遇此者爲肉痺是所謂八風五痺之病也　新校正云按此注引痺論今經中痺論不如此當云風論曰以春甲乙傷於風者爲肝風以夏丙丁傷於風者爲心風季夏戊巳傷於邪者爲脾風以秋庚辛中於邪者爲肺風以冬壬癸中於邪者爲腎風痺論曰風寒濕三氣雜至合而爲痺以冬遇此者爲骨痺以春遇此者爲筋痺以夏遇此者爲脉痺以至陰遇此者爲肌痺以秋遇此者爲皮痺

十日不巳治以草蘇草荄之枝本末爲助標本巳得邪氣乃服

草蘇謂藥煎也草荄謂草根也枝謂莖也言以諸藥根苗合成其煎俾相佐助而以服之凡藥有用根者有用莖者有用枝者有用華實者有用根莖枝華實者湯液不去則盡用之故云本末爲助也標本巳得邪氣乃服者言工人與病主療相應則邪氣率服而隨時順也湯液醪醴論曰病爲本工爲標標本不得邪氣不服此之謂主療不相應也或謂取標本論末云鍼也　新校正云按全元起本又云得其標本邪氣乃散矣

暮世之治病也則不然治不本

四時不知日月不審逆從四時之氣各有所在不本其處而即妄攻是反古也四時刺逆從論曰春氣在經脉夏氣在孫絡長夏氣在肌肉秋氣在皮膚冬氣在骨髓工當各隨所在而辟伏其邪爾不知日月者謂日有寒温明暗月有空滿虧盈也八正神明論曰凡刺之法必候日月星辰四時八正之氣氣定乃刺之是故天温日明則人血淖液而衛氣浮故血易寫氣易行天寒日陰則人血凝泣而衛氣沈月始生則血氣始精衛氣始行月郭滿則血氣盛肌肉堅月郭空則肌肉減經絡虛衛氣去形獨居是以因天時而調血氣也是故天寒無刺天温無凝月生無寫月滿無補月郭空無治是謂得時而調之因天之序盛虛之時移光定位正立而待之故曰月生而寫是謂藏虛月滿而補血氣盈溢絡有留血命曰重實月郭空而治是謂亂經陰陽相錯眞邪不別沈以留止外虛内亂淫邪乃起此之謂也不審逆從者謂不審量其病可治與不可治故下文曰

病形巳成乃欲微鍼治其外湯液治其内言心意粗略不精審也粗工兇兇以爲可攻故病未巳新病復起粗謂粗略也兇兇謂不料事宜之可否也何以言之假令飢人形氣羸劣食令極飽能不霍乎豈其與食而爲惡邪蓋爲失時復過節也非病逆鍼石湯液失時過節則其害反增矣　新校正云按別本霍一作害

帝曰願聞要道岐伯曰治之要極無失色脉用之不惑

治之大則惑謂惑亂則謂法則也言色脈之應昭然不欺但順用而不亂紀綱則治病審當之大法也逆從到行標本不得亡神失國逆從到行謂反順爲逆標本不得謂工病失宜夫以反理到行所爲非順豈唯治人而神氣受害若使之輔佐君主亦令國祚不保康寧矣去故就新乃得眞人標本不得工病失宜則當去故逆理之人就新明悟之士乃得至眞精曉之人以全己也帝曰余聞其要於夫子矣夫子言不離色脈此余之所知也岐伯曰治之極於一帝曰何謂一岐伯曰一者因得之因問而得之也帝曰奈何岐伯曰閉戶塞牖繫之病者數問其情以從其意問其所欲而察是非也得神者昌失神者亡帝曰善

湯液醪醴論篇第十四

新校正云按全元起本在第五卷

黄帝問曰爲五穀湯液及醪醴奈何液謂清液醪醴謂酒之屬也岐伯對

曰必以稻米炊之稻薪稻米者完稻薪者堅堅謂資其堅勁完謂取其完全完全則酒清冷堅勁則氣迅疾而効速也帝曰何以然言何以能完堅邪岐伯曰此得天地之和高下之宜故能至完伐取得時故能至堅也夫稻者生於陰水之精首戴天陽之氣二者和合然乃化成故云得天地之和而能至完秋氣勁切霜露凝結稻以冬採故云伐取得時而能至堅帝曰上古聖人作湯液醪醴爲而不用何也岐伯曰自古聖人之作湯液醪醴者以爲備耳言聖人愍念生靈先防萌漸陳其法制以備不虞耳夫上古作湯液故爲而弗服也聖人不治已病治未病故但爲備用而不服也中古之世道德稍衰邪氣時至服之萬全雖道德稍衰邪氣時至以心猶近道故服用萬全也帝曰今之世不必已何也言不必如中古之世何也岐伯曰當今之世必齊毒藥攻其中鑱石鍼艾治其外也言法殊於往古也帝曰形弊血

盡而功不立者何歧伯曰神不使也帝曰何謂神不使歧伯曰鍼石道也言神不能使鍼石之妙用也何者志意違背於師示故也精神不進志意不治故病不可愈動離於道耗散天眞故爾　新校正云按全元起本云精神進志意定故病可愈太素云精神越志意散故病不可愈今精壞神去榮衛不可復收何者嗜欲無窮而憂患不止精氣弛壞榮泣衛除故神去之而病不愈也精神者生之源榮衛者氣之主氣主不輔生源復消神不内居病何能愈哉帝曰夫病之始生也極微極精必先入結於皮膚今良工皆稱曰病成名曰逆則鍼石不能治良藥不能及也今良工皆得其法守其數親戚兄弟遠近音聲日聞於耳五色日見於目而病不愈者亦何暇不早乎新校正云按別本暇一作謂歧伯曰

病爲本工爲標標本不得邪氣不服此之謂也言醫與病不相得也然工人或親戚兄弟該明情疑勿用工先備識不謂知方鍼艾之妙靡容藥石之攻匪預如是則道雖昭著萬舉萬全病不許治欲奚爲療五藏別論曰拘於鬼神者不可與言至德惡於鍼石者不可與言至巧病不許治者病必不治治之無功此皆謂工病不相得邪氣不賓服也豈惟鍼艾之有惡哉藥石亦有之矣　新校正云按移精變氣論曰標本已得邪氣乃服

帝曰其有不從毫毛而生五藏陽以竭也新校正云按全元起本又太素陽作傷義亦通津液充郭其魄獨居孤精於內氣耗於外形不可與衣相保此四極急而動中是氣拒於內而形施於外治之柰何不從毫毛言生於內也陰氣內盛陽氣竭絕不得入於腹中故言五藏陽以竭也津液者水也充滿也郭皮也陰稸於中水氣脹滿上攻於肺肺氣孤危魄者肺神腎爲水害子不救毋故云其魄獨居也夫陰精損削於內陽氣耗減於外則三焦閉溢水道不通水滿皮膚身體否腫故云形不可與衣相保也凡此之類皆四支脉數急而內鼓動於肺中也肺動者謂氣急而欬也言如是者皆水氣格拒於腹膜之內浮腫施張於身形之外欲窮標本其可得乎四極言四末則四支也左傳曰風淫末疾靈樞經曰陽受氣

於四末新校正云詳形施於外施字疑誤歧伯曰平治於權衡去宛陳莝新校正云按太素莝作莖微動四極溫衣繆刺其處以復其形開鬼門潔淨府精以時服五陽巳布踈滌五藏故精自生形自盛骨肉相保巨氣乃平平治權衡謂察脉浮沈也脉浮為在表脉沈為在裏在裏者泄之在外者汗之故下次云開鬼門潔淨府也去宛陳莝謂去積久之水物猶如草莖之不可久留於身中也全本作草莝微動四極謂微動四支令陽氣漸以宣行故又曰溫衣也經脉滿則絡脉溢絡脉溢則繆刺之以調其絡脉使形容如舊而不腫故云繆刺其處以復其形也開鬼門是啓玄府遺氣也五陽是五藏之陽氣也潔淨府謂為膀胱水去也脉和則五精之氣以時賓服於腎藏也然五藏之陽漸而宣布五藏之外氣穢復除也如是故精髓自生形肉自盛藏府既和則骨肉之氣更相保抱大經脉氣然乃平復爾帝曰善

玉版論要篇第十五

新校正云按全元起本在第二卷

黃帝問曰余聞揆度奇恒所指不同用之柰何歧伯

對曰揆度者度病之淺深也奇恒者言奇病也請言道之至數五色脈變揆度奇恒道在於一一謂色脈之應也知色脈之應則可以揆度奇恒矣 新校正云按全元起本請作謂神轉不回回則不轉乃失其機血氣者神氣也八正神明論曰血氣者人之神不可不謹養也夫血氣應順四時遞遷囚王循環五氣無相奪倫是則神轉不回也回謂却行也然血氣隨王不合却行却行則反常反常則回而不轉也回而不轉乃失生氣之機矣何以明之夫木衰則火王火衰則土王土衰則金王金衰則水王水衰則木王終而復始循環此之謂神轉不回也若木衰水王水衰金王金衰土王土衰火王火衰木王此之謂回而不轉也然反天常軌生之何有耶至數之要迫近以微言五色五脈變化之要道迫近於天常而又微妙著之玉版命曰合玉機玉機篇名也言以此回轉之要旨著之玉版合同於玉機論文也 新校正云詳道之至數至此與玉機眞藏論文相重注頗不同容色見上下、左右各在其要容色者他氣也如肝木部內見赤黃白黑色皆謂他氣也餘藏率如此例所見皆在明堂上下左右要察候處故云各在其要 新校正云按全元起本容作客視色之法具甲乙經中其色見淺者湯液主治十日已色淺則病輕故十日乃已其見深者必齊主治二十一日已色深則病甚故必終齊乃已其見大深者醪酒主治百日已病深甚故日多色夭面脫不治色見大深兼之夭惡面肉又脫不可治也百日盡已色不夭面不脫治之百日盡可已　新校正云詳色夭面脫雖不治然期當百日乃已盡也脉短氣絶死脉短已虛加之漸絶真氣將竭故必死病溫虛甚死甚虛而病溫溫氣內涸其精血故死色見上下左右各在其要上爲逆下爲從色見於下者病生之氣也故從色見於上者傷神之兆也故逆女子右爲逆左爲從男子左爲逆右爲從左爲陽故男子右爲從而左爲逆右爲陰故女子右爲逆而左爲從易重陽死重陰死女子色見於左男子色見於右是變易也男子色見於左是曰重陽女子色見於右是曰重陰氣極則反故皆死也陰陽反他　新校正云按陰陽應象大論云陰陽反作治在權衡相奪奇恒事也揆度事也權衡相奪謂陰陽二氣不得高下之宜是奇於恒常之事當揆度其氣隨宜而處療之搏脉痺躄寒熱之交脉擊搏於手而病瘴痺及攣躄者皆寒熱之氣交合所爲非邪

氣虛實之所生也脉孤爲消氣虛泄爲奪血夫脉有表無裏有裏無表皆曰孤亡之氣也若有表有裏而氣不足者皆曰虛衰之氣也孤爲逆虛爲從孤無所依故曰逆虛衰可復故曰從行奇恒之法以太陰始凡揆度奇恒之法先以氣口太陰之脉定四時之正氣然後度量奇恒之氣也行所不勝曰逆逆則死木見金脉金見火脉火見水脉水見土脉土見木脉如是皆行所不勝也故曰逆賊勝不已故逆則死焉行所勝曰從從則活木見水火土脉火見金土木脉土見金水火脉金見土木水脉水見金火木脉如是者皆可勝之脉故曰從從則無所剋殺傷敗故從則活也八風四時之勝終而復始以不越於五行故雖相勝猶循環終而復始也逆行一過不復可數論要畢矣過謂遍也然逆行一過遍於五氣者不復可數爲平和矣

診要經終論篇第十六新校正云按全元起本在第二卷

黃帝問曰診要何如岐伯對曰正月二月天氣始方地氣始發人氣在肝方正也言天地氣正發生其萬物也木治東方王七十二日猶當三月節後一十二日是木之

用事以月而取則正月二月人氣在肝三月四月天氣正方地氣定發人氣在脾天氣正方以陽氣明盛地氣定發爲萬物華而欲實也然季終土寄而王土又生於丙故人氣在脾五月六月天氣盛地氣高人氣在頭天陽赫盛地焰高升故言天氣盛地氣高火性炎上故人氣在頭也七月八月陰氣始殺人氣在肺七月三陰支生八月陰始肅殺故云陰氣始殺也然陰氣肅殺類合於金肺氣象金故人氣在肺也九月十月陰氣始冰地氣始閉人氣在心陰氣始凝地氣始閉隨陽而入故人氣在心十一月十二月冰復地氣合人氣在腎陽氣深復故氣在腎也夫氣之變也故發生於木長茂於土盛高而上肅殺於金避寒於火伏藏於水斯皆隨順陰陽氣之升沉也五藏生成論曰五藏之象可以類推此之謂氣類也故春刺散俞及與分理血出而止散俞謂間穴分理謂肌肉分理 新校正云按四時刺逆從論云春氣在經脉此散俞即經脉之俞也又水熱穴論云春取絡脉分肉甚者傳氣間者環也辨疾氣之間甚也傳謂相傳環謂循環也相傳則傳所不勝循環則周迴於五氣也 新校正云按太素環也作環已夏刺絡俞見血而止盡

盡氣謂出血而盡鍼下取所病脉盛邪之氣也邪氣盡巳穴俞閉窑則經脉循環而痛病之氣必下去矣

以陽氣大盛故爲是法刺之　新校正云按四時刺逆從論云夏氣在孫絡此絡俞即孫絡之俞也又水熱穴論云夏取盛經分腠

秋刺皮膚循理上下同法神變而止

循理謂循肌肉之分理也上謂手脈下謂足脈神變謂脈氣變易與未刺時異也脈者神之用故爾言之　新校正云按四時刺逆從論云秋氣在皮膚義與此合又水熱穴論云取俞以寫陰邪取合以虛陽邪皇甫士安云是始秋之治變

冬刺俞竅於分理甚者直下間者散下

直下謂直爾下之散下謂散布下之　新校正云按四時刺逆從論云冬氣在骨髓此俞竅即骨髓之俞竅也又水熱穴論云冬取井滎皇甫士安云是末冬之治變也

春夏秋冬各有所刺法其所在春刺夏分脈亂氣微入淫骨髓病不能愈令人不嗜食又且少氣

心主脈故脈亂氣微水受氣於夏腎主骨故入淫於骨髓也心火微則胃土不足故不嗜食而少氣也　新校正云按四時刺逆從論云春刺絡脈血氣外溢令人少氣

春刺秋分筋攣逆氣環爲欬嗽病不愈令人時驚又且哭

木受氣於秋肝主筋故刺

秋分則筋攣也若氣逆環周則爲欬嗽肝主驚故時驚肺主氣故氣逆又且哭也　新校正云按四時刺逆從論云春刺肌肉血氣環逆令人上氣也 春刺冬分邪氣著藏令人脹病不愈又且欲言語冬主陽氣伏藏故邪氣著藏腎實則脹故刺冬分則令人脹也火受氣於冬心主言故欲言語也　新校正云按四時刺逆從論云春刺筋骨血氣内著令人腹脹 夏刺春分病不愈令人解墮肝養筋肝氣不足故筋力解墮　新校正云按四時刺逆從論云夏刺經脉血氣乃竭令人解墮 夏刺秋分病不愈令人心中欲無言惕惕如人將捕之肝木爲語傷秋分則肝木虛故恐如人將捕之肝不足故欲無言而復恐也　新校正云按四時刺逆從論云夏刺肌肉血氣内卻令人善恐甲乙經作悶 夏刺冬分病不愈令人少氣時欲怒夏傷於腎肝肺教之志内不足故令人少氣時欲怒也　新校正云按四時刺逆從論云夏刺筋骨血氣上逆令人善怒 秋刺春分病不已令人惕然欲有所爲起而忘之肝虛故也刺不當也　新校正云按四時刺逆從論云秋刺經脉血氣上逆令人善忘 秋刺夏分病不已令人益嗜臥又且善夢心氣少則脾氣孤故令嗜臥心主夢神爲之故令善夢　新校正云按四時刺逆從論云秋刺絡脉氣不外行令

人臥不能動秋刺冬分病不已令人洒洒時寒陰氣上干故時寒也洒洒寒貌　新校正云按四時刺逆從論云秋刺筋骨血氣内令人寒慄冬刺春分病不已令人欲臥不能眠眠而有見肝氣少故令欲臥不能眠肝主目故眠而如見有物之形狀也　新校正云按四時刺逆從論云冬刺經脉血氣皆脫令人目不明冬刺夏分病不愈氣上發爲諸痺泄脉氣故也　新校正云按四時刺逆從論云冬刺絡脉血氣外泄留爲大痺冬刺秋分病不已令人善渴肺氣不足故發渴　新校正云按四時刺逆從論云冬刺肌肉陽氣竭絶令人善渴凡刺胷腹者必避五藏心肺在鬲上腎肝在鬲下脾象土而居中故刺胷腹必避之五藏者所以藏精神魂魄意志損之則五神去神去則死至故不可不慎也中心者環死氣行如環之一周則死也正謂周十二辰也　新校正云按刺禁論云中心一日死其動爲噫四時刺逆從論同此經闕刺中肝死日刺禁論云中肝五日死其動爲語四時刺逆從論同也中脾者五日死土數五也　新校正云按刺禁論云中脾十日死其動爲呑四時刺逆從論同中腎者七日死水成數六水數畢當至七日而死一云十日死字之誤也　新校正云按刺禁論云中腎六日死其動爲嚏四時刺逆從論云中腎六日死其動爲嚏欠中肺者五日死金生數四金數畢當至五日而死一云三日死亦字誤也　新校正云按刺禁

論云中肺三日死其動爲欬四時刺逆從論同王注四時刺逆從論云此三論皆岐伯之言而不同者傳之誤也中鬲者皆爲傷中其病雖愈不過一歲必死五藏之氣同主一年鬲傷則五藏之氣互相剋伐故不過一歲必死刺避五藏者知逆從也所謂從者鬲與脾腎之處不知者反之脾著於脊脾藏居中鬲連於脇際知者爲順不知者反傷其藏刺胷腹者必以布憿著之乃從單布上刺形定則不誤中於五藏也新校正云按別本憿一作懒又作撽刺之不愈復刺要以氣至爲効也鍼經曰刺之氣不至无問其數刺之氣至去之勿復鍼此之謂也刺鍼必肅肅謂靜肅所以候氣之存亡刺腫搖鍼以出大膿血故經刺勿搖經氣不欲泄故此刺之道也帝曰願聞十二經脉之終奈何終謂盡也岐伯曰太陽之脉其終也戴眼反折瘈瘲其色白絶汗乃出出則死矣戴眼謂睛不轉而仰視也然足太陽脉起於目内眥上額交巔上從巔入絡腦還出別下項循肩髆内俠脊抵腰中其支別者下循足至小指外側手太陽脉起於手小指之

端循臂上肩入缺盆其支別者上頰至目內眥抵足太陽　新校正云按甲乙經作斜絡於顴　又其支別者從缺盆循頸上頰至目外眥　新校正云按甲乙經外作兑故戴眼反折瘈瘲色白絶汗乃出也絶汗謂汗暴出如珠而不流旋復乾也太陽極則汗出故出則死

少陽終者耳聾百節皆縱目睘絶系絶系一日半死其死也色先青白乃死矣

足少陽脈起於目鋭眥上抵頭角下耳後其支別者從耳後入耳中出走耳前手少陽脈其支別者從耳後亦入耳中出走耳前故終則耳聾目睘絶系也少陽主骨故氣終則百節縱緩色青白者金木相薄也故見死矣睘謂直視如驚貌

陽明終者口目動作善驚妄言色黄其上下經盛不仁則終矣

足陽明脈起於鼻交頞中下循鼻外入上齒縫中還出俠口環脣下交承漿却循頤後下廉出大迎循頰車上耳前過客主人循髮際至額顱其支別者從大迎前下人迎循喉嚨入缺盆下鬲手陽明脈起於手循臂至肩上出於柱骨之會上下入缺盆絡肺其支別者從缺盆上頸貫頰下入齒中還出俠口交人中左之右右之左上俠鼻鼽抵足陽明　新校正云按甲乙經鼽作孔无抵足陽明四字故終則口目動作也口自動作謂目睒睒而鼓頷也胃病則惡人與火聞木音則惕然而驚又罵詈而不避親疎故善驚妄言也黄者土色上謂手脈下謂足脈也經盛謂面目頸頷足跗腕脛皆躁盛而動也不仁謂不知善惡如

是者皆氣竭之徵也故終矣少陰終者面黑齒長而垢腹脹閉上下不通而終矣手少陰氣絶則血不流足少陰氣絶則骨不耎骨硬則斷上宣故齒長而積垢汙血壞則皮色死故面色如漆而不赤也足少陰脉從腎上貫肝鬲入肺中手少陰脉起於心中出屬心系下鬲絡小腹故其終則腹脹閉上下不通也 新校正云詳王注云骨不耎骨硬按難經及甲乙經云骨不濡則肉弗能著當作骨不濡手少陰脉絡小腹甲乙經作脉絡小腸太陰終者腹脹閉不得息善噫善嘔足太陰脉行從股內前廉入腹屬脾絡胃上鬲手太陰脉起於中焦下絡大腸還循胃口上鬲屬肺故終則如是也靈樞經曰足太陰之脉動則病食則嘔腹脹善噫也嘔則逆逆則面赤嘔則氣逆故面赤 新校正云按靈樞經作善噫噫則嘔嘔則逆不逆則上下不通不通則面黑皮毛焦而終矣嘔則上通故但面赤不嘔則下已閉上復不通心氣外燔故皮毛焦而終矣何者足太陰脉支別者復從胃別上鬲注心中由是則皮毛焦乃心氣外燔而生也厥陰終者中熱嗌乾善溺心煩甚則舌卷卵上縮而終矣足厥陰絡循脛上臯結於莖其正經入毛中下過陰器上抵小腹俠胃上循喉嚨之後入頏顙手厥陰脉起於胷中出屬心包故終則中熱嗌乾善溺心煩矣

靈樞經曰肝者筋之合也筋者聚於陰器而脉絡於舌本故甚則舌卷卵上縮也又以厥陰之脉過陰器故爾　新校正云按甲乙經舉作睾過作環

此十二經之所敗也手三陰三陽足三陰三陽則十二經也敗謂氣終盡而敗壞也　新校正云詳十二經又出靈樞經與素問

重廣補註黃帝內經素問卷第四

異法方宜論　蹻巨嬌切　砭普廉切　緻直利切　標必堯切　移精變氣論　荄古哀切草根也　湯液醪醴論音勞　莝音剉斬也　滌音迪　穢音畏　玉版論　度徒各切　躄必益切　診要經終論　儌古堯切　瘲音縱　睘音瓊　睒音閃　跗音閉

重廣補注黄帝内經素問卷第五

啓玄子次注林億孫奇高保衡等奉敕校正孫兆重改誤

脉要精微論　平人氣象論

脉要精微論篇第十七

新校正云按全元起本在第六卷

黄帝問曰診法何如歧伯對曰診法常以平旦陰氣未動陽氣未散飲食未進經脉未盛絡脉調勻氣血未亂故乃可診有過之脉動謂動而降卑散謂散布而出也過謂異於常候也　新校正云按脉經及千金方有過之脉作過此非也王注陰氣未動謂動而降卑按金匱真言論云平旦至日中天之陽陽中之陽也則平旦爲一日之中純陽之時陰氣未動耳何有降卑之義切脉動靜而視精明察五色觀五藏有餘不足六府強弱形之盛衰以此參伍決死生之分切謂以指切近於脉也精

明穴名也在明堂左右兩目內眥也以近於目故曰精明言以形氣盛衰脉之多少視精明之間氣色觀藏府不足有餘參其類伍以決死生之分夫脉者血之府也府聚也言血之多少皆聚見於經脉之中也故刺志論曰脉實血實脉虛血虛此其常也反此者病由是故也長則氣治短則氣病數則煩心大則病進大脉長爲氣和故治短爲不足故病數急爲熱故煩心大爲邪盛故病進也長脉者往來長短脉者往來短數脉者往來急速大脉者往來滿大也上盛則氣高新校正云按全元起本高作鼻下盛則氣脹代則氣衰細則氣少新校正云按太素細作滑濇則心痛上謂寸口下謂尺中盛謂盛滿代脉者動而中止不能自還細脉者動如莠蓬濇脉者往來時不利而蹇濇也渾渾革至如涌泉病進而色弊緜緜其去如弦絶死渾渾言脉氣濁亂也革至者謂脉來弦而大實而長也如涌泉者言脉汩汩但出而不返也緜緜言微微似有而不甚應手也如弦絶者言脉卒斷如弦之絶去也若病候日進而色弊惡如此之脉皆必死也新校正云按甲乙經及脉經作渾渾革革至如涌泉病進而色弊弊綽綽其去如弦絶者死夫精明五色者氣之華也五氣之精華者上見爲五色變化於精明之間也六節藏象論曰天食人以五氣五氣入鼻藏於心肺上使五色脩明此則明

察五色也赤欲如白裹朱不欲如赭白欲如鵝羽不欲如鹽青欲如蒼璧之澤不欲如藍新校正云按甲乙經作白欲如白璧之澤不欲如堊太素兩出之黃欲如羅裹雄黃不欲如黃土黑欲如重漆色不欲如地蒼新校正云按甲乙經作炭色五色精微象見矣其壽不久也赭色鹽色藍色黃土色地蒼色見者皆精微之敗象故其壽不久夫精明者所以視萬物別白黑審短長以長爲短以白爲黑如是則精衰矣誡其誤也夫如是者皆精明衰乃誤也五藏者中之守也身形之中五神安守之所也此則明觀五藏也新校正云按甲乙經及太素守作府中盛藏滿氣勝傷恐者聲如從室中言是中氣之濕也中謂腹中盛謂氣盛藏謂肺藏氣勝謂勝於呼吸而喘息變易也夫腹中氣盛肺藏充滿氣勝息變善傷於恐言聲不發如在室中者皆腹中有濕氣乃爾也言而微終日乃復言者此奪氣也若言音微細聲斷不續甚奪其氣乃如是也衣

被不斂言語善惡不避親踈者此神明之亂也倉廩不藏者是門戶不要也倉廩謂脾胃門戶謂䰟門靈蘭秘典論曰脾胃者倉廩之官也五藏別論曰䰟門亦為五藏使水穀不得久藏也䰟門則肛門也要謂禁要水泉不止者是膀胱不藏也水泉謂前陰之流注也得守者生失守者死夫如是倉廩不藏氣勝傷恐衣被不斂水泉不止者皆神氣得居而守則生失其所守則死也夫何以知神氣之不守耶衣被不斂言語善惡不避親踈則亂之證也亂甚則不守於藏也夫五藏者身之強也藏安則神守神守則身強故曰身之強也頭者精明之府頭傾視深精神將奪矣背者胷中之府背曲肩隨府將壞矣腰者腎之府轉搖不能腎將憊矣膝者筋之府屈伸不能行則僂附新校正云按別本附一作俯太素作跗筋將憊矣骨者髓之府不能久立行則振掉骨將憊矣皆以所居所由而為之府也得強則生失強則死強謂中氣強固

以鎮守也岐伯曰新校正云詳此岐伯曰前无問反四時者有餘爲精不足爲消應太過不足爲精應不足有餘爲消陰陽不相應病名曰關格廣陳其脉應也夫反四時者諸不足皆爲血氣消損諸有餘皆爲邪氣勝精也陰陽之氣不相應合不得相營故曰關格也帝曰脉其四時動柰何知病之所在柰何知病之所變柰何知病乍在内柰何知病乍在外柰何請問此五者可得聞乎言欲順四時及陰陽相應之狀候也岐伯曰新校正云詳此對與問不甚相應脉四時動病之所在病之所變按文頗對病在内在外之説後文殊不相當請言其與天運轉大也指可見陰陽之運轉以明陰陽之不可見也萬物之外六合之内天地之變陰陽之應彼春之暖爲夏之暑彼秋之忿爲冬之怒四變之動脉與之上下六合謂四方上下也春暖爲夏暑言陽生而至盛秋忿而冬怒言陰少而之壯也忿一爲急言秋氣勁急也新校正云按全元起注本

暖作緩以春應中規春脉耎弱輕虛而滑如規之象中外皆然故以春應中規夏應中矩夏脉洪大兼之滑數如矩之象可正平之故以夏應中矩秋應中衡秋脉浮毛輕濇而散如秤衡之象高下必平故以秋應中衡冬應中權冬脉如石兼沉而滑如秤權之象下遠於衡故以冬應中權也以秋中衡冬中權者言脉之高下異處如此爾此則隨陰陽之氣故有斯四應不同也是故冬至四十五日陽氣微上陰氣微下夏至四十五日陰氣微上陽氣微下陰陽有時與脉爲期期而相失知脉所分分之有期故知死時察陰陽升降之準則知經脉遞遷之象審氣候遞遷之失則知氣血分合之期分期不差故知人死之時節微妙在脉不可不察察之有紀從陰陽始推陰陽升降精微妙用皆在經脉之氣候是以不可不察故始以陰陽爲察候之綱紀始之有經從五行生生之有度四時爲宜言始所以知有經脉之察候司應者何哉蓋從五行衰王而爲準度也徵求太過不及之形診皆以應四時者爲生氣所宜也新校正云按太素宜作數補寫勿失與天地如一有餘者寫

之不足者補之是則應天地之常道也然天地之道損有餘而補不足是法天地之道也寫補之宜工切審之其治氣亦然得一之情以知死生曉天地之道補寫不差既得一情亦可知生死之準的是故聲合五音色合五行脉合陰陽聲表宫商角徵羽故合五音色見青黃赤白黑故合五行脉彰寒暑之休王故合陰陽之氣也是知陰盛則夢涉大水恐懼陰為水故夢涉水而恐懼也陰陽應象大論曰水為陰陽盛則夢大火燔灼陽為火故夢大火而燔灼也陰陽應象大論曰火為陽陰陽俱盛則夢相殺毀傷亦類交爭之氣象也上盛則夢飛下盛則夢墮氣上則夢上故飛氣下則夢下故墮甚飽則夢予內有餘故甚飢則夢取內不足故肝氣盛則夢怒肝在志為怒肺氣盛則夢哭肺聲哀故為哭　新校正云詳是知陰盛則夢涉大水恐懼至此乃靈樞之文誤置於斯仍少心脾腎氣盛所夢今具甲乙經中短蟲多則夢聚衆身中短蟲多則夢聚衆長蟲多則夢相擊毀傷長蟲動則內不安內不安則神躁擾故夢是矣　新校正云詳此二句亦不當出此應他經脫簡文也是故持脉有道虛靜

爲保前明脉應此舉持脉所由也然持脉之道必虛其心靜其志乃保定盈虛而不失　新校正云按甲乙經保作寶　春日浮如魚之遊在波雖出猶未全浮夏日在膚泛泛乎萬物有餘泛泛平貌陽氣大盛脉氣亦象萬物之有餘易取而洪大也秋日下膚蟄蟲將去隨陽氣之漸降故曰下膚何以明陽氣之漸降蟄蟲將欲藏去也冬日在骨蟄蟲周密君子居室在骨言脉深沈也蟄蟲周密言陽氣伏藏君子居室此人事也故曰知內者按而紀之知內者謂知脉氣也故按而爲之綱紀　知外者終而始之知外者謂知色象故以五色終而復始　此六者持脉之大法見是六者然後可以知脉之遷變也　新校正云詳此前對帝問脉其四時動奈何之事心脉搏堅而長當病舌卷不能言搏謂搏擊於手也諸脉搏堅而長者皆爲勞心而藏脉氣虛極也心手少陰脉從心系上俠咽喉故令舌卷短而不能言也　其耎而散者當消環自已諸脉耎散皆爲氣實血虛也消謂消散環謂環周言其經氣如環之周當其火王自消散也　新校正云按甲乙經環作渴

肺脉搏堅而長當病唾血肺虛極則絡逆絡逆則血泄故唾出也　其耎而散者

當病灌汗至今不復散發也汗出玄府津液奔湊寒水灌洗皮密汗藏因灌閉藏故言滯汗至今不復散發也灌謂灌洗盛暑多爲此也　新校正云詳下文諸藏各言色而心肺二藏不言色者疑闕文也肝脉搏堅而長色不青當病墜若搏因血在脅下令人喘逆諸脉見本經之氣而色不應者皆非病從内生是外病來勝也夫肝藏之脉端直以長故言曰色不青當病墜若搏也肝主兩脇故曰因血在脇下也肝厥陰脉布脇肋循喉嚨之後其支別者復從肝別貫鬲上注肺今血在脇下則血氣上熏於肺故令人喘逆也其耎而散色澤者當病溢飲溢飲者渴暴多飲而易入肌皮腸胃之外也面色浮澤是爲中濕血虚中濕水液不消故言當病溢飲也以水飲滿溢故滲溢易而入肌皮腸胃之外也　新校正云按甲乙經易作溢胃脉搏堅而長其色赤當病折髀胃虚色赤火氣救之心象於火故色赤也胃陽明脉從氣衝下髀抵伏兔故病則髀如折也其耎而散者當病食痺痺痛也胃陽明脉其支別者從大迎前下人迎循喉嚨入缺盆下鬲屬胃絡脾故食則痛悶而氣不散也　新校正云詳謂痺爲痛義則未通脾脉搏堅而長其色黄當病少氣脾虚

則肺無所養肺主氣故少氣也 其耎而散色不澤者當病足䯒腫若水狀也 色氣浮澤爲水之候色不潤澤故言若水狀也脾太陰脉自上内踝前廉上踹内循䯒骨後交出厥陰之前上循膝股内前廉入腹故病足䯒腫也 腎脉搏堅而長其色黃而赤者當病折腰 色氣黃赤是心脾干腎腎受客陽故腰如折也腰爲腎府故病發於中 其耎而散者當病少血至今不復也 腎主水以生化津液今腎氣不化故當病少血至今不復也 帝曰 新校正云詳帝曰至以其勝治之愈全元起本在湯液篇 診得心脉而急此爲何病病形何如岐伯曰病名心疝少腹當有形也 心爲牡藏其氣應陽今脉反寒故爲病也諸脉勁急者皆爲寒形謂病形也 帝曰何以言之岐伯曰心爲牡藏小腸爲之使故曰少腹當有形也 少腹小腸也靈蘭秘典論曰小腸者受盛之官以其受盛故形居于内也 帝曰診得胃脉病形何如岐伯曰胃脉實則脹虛則泄 脉實者氣有餘故脹滿脉虛者氣不足故泄利 新校正云詳此前對帝問知病之所在 帝曰病

成而變何謂岐伯曰風成爲寒熱生氣通天論曰因於露風乃生寒熱故風成爲寒熱也癉成爲消中癉謂濕熱也熱積於內故變爲消中也消中之證善食而瘦　新校正云詳王注以善食而瘦爲消中按本經多食數溲爲之消中善食而瘦乃是食㑊之證當云善食而溲數厥成爲巔疾厥謂氣逆也氣逆上而不已則變爲上巔之疾也久風爲飧泄久風不變但在胃中則食不化而泄利也以肝氣內合而乘胃故爲是病焉陰陽應象大論曰風氣通於肝故內應於肝也脉風成爲癘經風論曰風寒客於脉而不去名曰癘風又曰癘者有榮氣熱胕其氣不清故使其鼻柱壞而色敗皮膚瘍潰然此則癘也夫如是者皆脉風成結變而爲也病之變化不可勝數新校正云詳此前對帝問知病之所變奈何帝曰諸癰腫筋攣骨痛此皆安生安何也言何以生之岐伯曰此寒氣之腫八風之變也八風八方之風也然癰腫者傷東南西南風之變也筋攣骨痛者傷東風北風之變也靈樞經曰風從東方來名曰嬰兒風其傷人也外在筋紐風從東南來名曰弱風其傷人也外在於肌風從西南來名曰謀風其傷人也外在於肉風從北方來名曰大剛風其傷人也外在於骨由此四風之變而三病乃生故下問對是也帝曰治之奈何岐伯曰此四時

之病以其勝治之愈也勝謂勝剋也如金勝木木勝土土勝水水勝火火勝金此則相勝也帝曰有故病五藏發動因傷脉色各何以知其久暴至之病乎重以色氣明前五藏堅長之脉有自病故病及因傷候也歧伯曰悉乎哉問也徵其脉小色不奪者新病也氣乏而神猶強也徵其脉不奪其色奪者此久病也神持而邪凌其氣也徵其脉與五色俱奪者此久病也神與氣俱衰也徵其脉與五色俱不奪者新病也神與氣俱強也肝與腎脉並至其色蒼赤當病毀傷不見血已見血濕若中水也肝色蒼心色赤赤色見當脉供腎脉見當色黒今腎脉來反見心色故當因傷而血不見也若已見血則是濕氣及水在腹中也何者以心腎脉色中外之候不相應也尺內兩傍則季脅也尺內謂尺澤之內也兩傍各謂尺之外側也季脅近腎尺主之故尺內兩傍則季脅也尺外以候腎尺裏以候腹中尺外謂尺之外側尺裏謂尺之內側也次尺外下兩傍則季脅之分季脅

之上腎之分季脇之內則腹之分也附上左外以候肝內以候鬲肝主賁賁鬲也右外以候胃內以候脾脾居中故以內候之胃爲市故以外候之上附上右外以候肺內以候胸中肺葉垂外故以外候之胸中主氣管故以內候之左外以候心內以候膻中心主鬲中也膻中則氣海也嗌也新校正云詳王氏以膻中爲嗌也疑誤前以候前後以候後上前謂左寸口下前謂胸之前膺及氣海也上後謂右寸口下後謂胸之後背及氣管也上竟上者胸喉中事也下竟下者少腹腰股膝脛足中事也上竟上至魚際也下竟下謂盡尺之脉動處也少腹胞氣海在膀胱腰股膝脛足中之氣動靜皆分其近遠及連接處所名目以候之知其善惡也麤大者陰不足陽有餘爲熱中也麤大謂脉洪大也脉洪爲熱故曰熱中來疾去徐上實下虛爲厥巔疾來徐去疾上虛下實爲惡風也亦脉狀也故中惡風者陽氣受也以上虛故陽氣受也有脉俱沈細數者少陰厥也尺中之有脉沈細數者是腎少陰氣逆也何者

尺脉不當見數有數故言厥也俱沈細數者言左右尺中也沈細數散者寒熱也陽干於陰陰氣不足故寒熱也正理論曰數爲陽浮而散者爲眴仆脉浮爲虛散爲不足氣虛而血不足故爲頭眩而仆倒也諸浮不躁者皆在陽則爲熱其有躁者在手言大法也但浮不躁則病在足陽脉之中躁者病在手陽脉之中也故又曰其有躁者在手也陽爲火氣故爲熱諸細而沈者皆在陰則爲骨痛其有靜者在足細沈而躁則病生於手陰脉之中靜者病生於足陰脉之中也故又曰其有靜者在足也陰主骨故骨痛數動一代者病在陽之脉也洩及便膿血代止也數動一代是陽氣之生病故言病在陽之脉所以然者以洩利及膿血脉乃爾諸過者切之濇者陽氣有餘也滑者陰氣有餘也陽有餘則血少故脉濇陰有餘則氣多故脉滑也新校正云詳氣多疑誤當是血多也陽氣有餘爲身熱无汗陰氣有餘爲多汗身寒血少氣多斯可知也陰陽有餘則无汗而寒陽餘无汗陰餘身寒若陰陽有餘則當无汗而寒也推而外之內而不外有心

腹積也脉附臂筋取之不審推筋令遠使脉外行内而不出外者心腹中有積乃爾推而内之外而不内身有熱也脉遠臂筋推之令近遠而不近是陽氣有餘故身有熱也推而上之上而不下腰足清也推筋按之尋之而上脉上涌盛是陽氣有餘故腰足冷也　新校正云按甲乙經上而不下作下而不上推而下之下而不上頭項痛也推筋按之尋之而下脉沈下掣是陽氣有餘故頭項痛也　新校正云按甲乙經下而不上作上而不下按之至骨脉氣少者腰脊痛而身有痺也陰氣大過故爾

平人氣象論篇第十八新校正云按全元起本在第一卷

黄帝問曰平人何如平人謂氣候平調之人也岐伯對曰人一呼脉再動一吸脉亦再動呼吸定息脉五動閏以太息命曰平人平人者不病也經脉一周於身凡長十六丈二尺呼吸脉各再動定息脉又一動則五動也計二百七十定息氣可環周然盡五十營以一萬三千五百定息則氣都行八百一十丈如是則應天常度脉氣無不及太過氣象平調故曰平人也常以不病

調病人醫不病故爲病人平息以調之爲法人一呼脉一動一吸脉一動曰少氣呼吸脉各一動準候減平人之半計二百七十定息氣凡行八丈一尺以一萬三千五百定息氣都行四百五丈少氣之理從此可知人一呼脉三動一吸脉三動而躁尺熱曰病温尺不熱脉滑曰病風脉濇曰痺呼吸脉各三動準過平人之半計二百七十息氣凡行二十四丈三尺病生之兆由斯著矣夫尺者陰分位也寸者陽分位也然陰陽俱熱是則爲温陽獨躁盛則風中陽也脉要精微論曰中惡風者陽氣受也滑爲陽盛故病爲風濇爲无血故爲痺痺也躁謂煩躁　新校正云按甲乙經无脉濇曰痺一句下文亦重人一呼脉四動以上曰死脉絶不至曰死乍踈乍數曰死呼吸脉各四動準候過平人之倍計二百七十息氣凡行三十二丈四尺況其以上耶脉法曰脉四至曰脱精五至曰死然四至以上亦近五至也故死矣然脉絶不至天眞之氣已无乍數乍踈胃穀之精亦憊故皆死之候是以下文曰　新校正云按别本憊一作敗平人之常氣稟於胃胃者平人之常氣也常平之氣胃海致之靈樞經曰胃爲水穀之海也正理論曰穀入於胃脉道乃行

人无胃氣曰逆逆者死逆謂反平人之候也　新校正云按甲乙經云人常稟氣於胃脉以胃氣爲本无胃氣曰逆逆者死春胃微弦曰平言微似弦不謂微而弦也鉤及耎弱毛石義並同弦多胃少曰肝病但弦无胃曰死謂急而益勁如新張弓絃也胃而有毛曰秋病毛秋脉金氣也毛甚曰今病木受金邪故今病藏眞散於肝肝藏筋膜之氣也象陽氣之散發故藏眞散也藏氣法時論曰肝欲散急食辛以散之取其順氣夏胃微鉤曰平鉤多胃少曰心病但鉤无胃曰死謂前曲後居如操帶鉤也胃而有石曰冬病石冬脉水氣也石甚曰今病火被水侵故今病藏眞通於心心藏血脉之氣也象陽氣之炎盛也藏氣法時論曰心欲耎急食鹹以耎之取其順氣長夏胃微耎弱曰平弱多胃少曰脾病但代无胃曰死謂動而中止不能自還也耎弱有石曰冬病石冬脉水氣也次其勝剋石當爲弦長夏土絶故云石也弱甚曰今病弱甚爲土氣不足故今病　新校正云按甲乙經弱作石藏眞濡於脾脾藏

肌肉之氣也以含藏水穀故藏真濡也秋胃微毛曰平毛多胃少曰肺病但毛无胃曰死謂如物之浮如風吹毛也毛而有弦曰春病弦春脉木氣也次其乘剋弦當爲鉤金氣逼肝則脉弦來見故不鉤而反弦也弦甚曰今病木氣逆來乘金則今病藏真高於肺以行榮衛陰陽也肺處上焦故藏真高也靈樞經曰榮氣之道內穀爲實穀入於胃氣傳與肺流溢於中而散於外精專者行於經隧以其自肺宣布故云以行榮衛陰陽也新校正云按別本實一作寶冬胃微石曰平石多胃少曰腎病但石无胃曰死謂如奪索辟辟如彈石也石而有鉤曰夏病鉤夏脉火兼土氣也次其乘剋鉤當云弱土王長夏不見正形故石而有鉤兼其土也鉤甚曰今病水受火土之邪故今病藏真下於腎腎藏骨髓之氣也腎居下焦故云藏真下也腎化骨髓故藏骨髓之氣也胃之大絡名曰虛里貫鬲絡肺出於左乳下其動應衣脉宗氣也宗尊也主也謂十二經脉之尊主也貫鬲絡肺出於左乳下者自鬲而出於乳下乃絡肺也盛喘數絶

者則病在中絶謂斷斷絶也結而橫有積矣絶不至曰死皆左乳下脉動狀也中謂腹中也乳之下其動應衣宗氣泄也泄謂發泄　新校正云按全元起本无此十一字甲乙經亦无詳上下文義多此十一字當去欲知寸口太過與不及寸口之脉中手短者曰頭痛寸口脉中手長者曰足脛痛短爲陽氣不及故病於頭長爲陰氣太過故病於足寸口脉中手促上擊者曰肩背痛陽盛於上故肩背痛寸口脉沉而堅者曰病在中寸口脉浮而盛者曰病在外沉堅爲陰故病在中浮盛爲陽故病在外也寸口脉沉而弱曰寒熱及疝瘕少腹痛沉爲寒弱爲熱故曰寒熱也又沉爲陰盛弱爲陽餘餘盛相薄正當寒熱不當爲疝瘕而少腹痛應古之錯簡爾　新校正云按甲乙經无此十五字況下文已有寸口脉沉而喘曰寒熱脉急者曰疝瘕少腹痛此文衍當去寸口脉沉而橫曰脇下有積腹中有橫積痛亦陰氣内結也寸口脉沉而喘曰寒熱喘爲陽吸沉爲陰爭爭吸相薄

故寒熱也脉盛滑堅者曰病在外脉小實而堅者病在內盛滑為陽小實為陰陰病病在內陽病病在外也脉小弱以濇謂之久病小為氣虛濇為无血血氣虛弱故云久遠之病也脉滑浮而疾者謂之新病滑浮為陽足脉疾為氣全陽足氣全故云新淺之病也脉急者曰疝瘕少腹痛此覆前疝瘕少腹痛之脉也言沈弱不必為疝瘕沈急乃與診相應脉滑曰風脉濇曰痺滑為陽陽受病則為風濇為陰陰受病則為痺緩而滑曰熱中盛而緊曰脹緩謂縱緩之狀非動之遲緩也陽盛於中故脉滑緩寒氣否滿故脉盛緊也盛緊盛滿也脉從陰陽病易已脉逆陰陽病難已脉病相應謂之從脉病相反謂之逆脉得四時之順曰病无他脉反四時及不間藏曰難已春得秋脉夏得冬脉秋得夏脉冬得四季脉皆謂反四時氣不相應故難已也臂多青脉曰脫血血少脉空客寒因入寒凝血汁故脉色青也尺脉緩濇謂之解㑊尺為陰部腹腎主之緩為熱中濇為无血熱而无血故解㑊並不可名之然寒不寒熱不熱弱不弱壯不壯㑊不可名謂之解㑊也脉要精微論曰尺外以候腎尺

裏以候腹中則腹腎主尺之義也安卧脉盛謂之脫血卧久傷氣氣傷則脉診應微今脉盛而不微則血去而氣无所主乃頸盛謂數急而大鼓也尺濇脉滑謂之多汗謂尺膚濇而尺脉滑也膚濇者榮血內涸脉滑爲陽氣內餘血涸而陽氣尚餘多汗而脉乃如是也尺寒脉細謂之後泄尺主下焦診應腸腹故膚寒脉細泄利乃然脉法曰陰微即下言尺氣虛少脉尺麤常熱者謂之熱中謂下焦中也肝見庚辛死庚辛爲金伐肝木也心見壬癸死壬癸爲水滅心火也脾見甲乙死甲乙爲木尅脾土也肺見丙丁死丙丁爲火鑠肺金也腎見戊巳死戊巳爲土刑腎水也是謂眞藏見皆死此亦通明三部九候論中眞藏脉見者勝死也尺麤而藏見亦然頸脉動喘疾欬曰水水氣上溢則肺被熱熏陽氣上逆故頸脉盛鼓而欬喘也頸脉謂耳下及結喉傍人迎脉者也目裏微腫如卧蠶起之狀曰水評熱病論曰水者陰也目下亦陰也腹者至陰之所居也故水在腹中者必使目下腫也溺黃赤安卧者黃疸疸勞也腎勞胞熱故溺黃赤也正理論曰謂之勞癉以女勞得之也新校正云詳王注以疸爲勞義非若謂女勞得疸則可若以疸爲勞非矣已食如飢者

胃疸是則胃熱也熱則消穀故食已如飢也面腫曰風加之面腫則胃風之診也何者胃陽明脈起於鼻交頞中下循鼻外故爾
足脛腫曰水是謂下焦有水也腎少陰脈出於足心上循腨過陰股從腎上貫肝鬲故下焦有水足脛腫也目黃者曰
黃疸陽怫於上熱積胸中陽氣上燔故目黃也靈樞經曰目黃者病在胸婦人手少陰新校正云按全元起本作足少陰
脈動甚者妊子也手少陰脈謂掌後陷者中當小指動而應手者也靈樞經曰少陰無輸心不病乎歧伯曰其外經病而藏
不病故獨取其經於掌後銳骨之端此之謂也動謂動脈也動脈者大如豆厥厥動搖也正理論曰脈陰陽相薄名曰動也又經脈別論曰陰薄陽別謂之有
子新校正云按經脈別論中無此文脈有逆從四時未有藏形春夏而脈瘦
新校正云按玉機眞藏論瘦作沈濇秋冬而脈浮大命曰逆四時也春夏脈瘦謂沈細也秋冬浮大
不應時也六法春夏當浮大而反沈細秋冬當沈細而反浮大故曰不應時也風新校正云按玉機眞藏論風作病熱而脈靜
泄而脫血脈實新校正云按玉機眞藏論作泄而脈大脫血而脈實病在中脈虛病在外
新校正云按玉機眞藏論作脈實堅病在外脈濇堅者新校正云按玉機眞藏論作脈不實堅者皆難治風熱當脈躁而

反靜溢而脫血當脉虛而反實邪氣在內當脉實而反虛病氣在外當脉虛滑而反堅濇故皆難治也命曰反四時也皆反四時之氣乃如是矣　新校正云詳命曰反四時也此六字應古錯簡當去自前未有藏形春夏至此五十三字與後玉機真藏論文相重人以水穀爲本故人絶水穀則死脉無胃氣亦死所謂無胃氣者但得眞藏脉不得胃氣也所謂脉不得胃氣者肝不弦腎不石也不弦不石皆謂不微似也太陽脉至洪大以長氣盛故能函　新校正云按扁鵲陰陽脉法云太陽之脉洪大以長其來浮於筋上動搖九分三月四月甲子王呂廣云太陽王五月六月其氣太盛故其脉洪大而長也少陽脉至乍數乍踈乍短乍長以氣有暢未暢者也　新校正云按扁鵲陰陽法云少陽之脉乍小乍大乍長乍短動搖六分王十一月甲子夜半正月二月甲子王呂廣云少陽王正月二月其氣尚微故其脉來進退无常陽明脉至浮大而短穀氣滿盛故也　新校正云詳无三陰脉應古文闕也按難經云太陰之至緊大而長少陰之至緊細而微厥陰之至沈短以敦呂廣云陽明王三月四月其氣始萌未盛故其脉來浮大而短扁鵲陰陽脉法云少陰之脉緊細動搖六分王五月甲子日中七月八月王太陰之脉緊細以長乘於筋上

動搖九分九月十月甲子王厥陰之脉沉短以緊動搖三分十一月十二月甲子王夫平心脉來累累如連珠如循琅玕曰心平言脉滿而盛微似珠形之中手琅玕珠之類也夏以胃氣爲本脉有胃氣則累累而微似連珠也病心脉來喘喘連屬其中微曲曰心病曲謂中手而偃曲也新校正云詳越人云啄啄連屬其中微曲曰腎病與素問異死心脉來前曲後居如操帶鈎曰心死居不動也操執持也鈎謂革帶之鈎平肺脉來厭厭聶聶如落榆莢曰肺平浮薄而虛者也新校正云詳越人云厭厭聶聶如循榆葉曰春平脉藹藹如車蓋按之益大曰秋平脉與素問之說不同張仲景云秋脉藹藹如車蓋者名曰陽結春脉聶聶如吹榆莢者名曰數恐越人之說誤也秋以胃氣爲本脉有胃氣則微似榆莢之輕虛也病肺脉來不上不下如循雞羽曰肺病謂中央堅而兩傍虛死肺脉來如物之浮如風吹毛曰肺死如物之浮瞥瞥然如風吹毛紛紛然也新校正云詳越人云按之消索如風吹毛曰死平肝脉來耎弱招招如揭長竿末梢曰肝平如竿末梢言長

耎也春以胃氣爲本脉有胃氣乃長耎如竿之末梢矣病肝脉來盈實而滑如循長竿曰肝病長而不耎故若循竿死肝脉來急益勁如新張弓弦曰肝死勁謂勁強急之甚也平脾脉來和柔相離如雞踐地曰脾平言脉來動數相離緩急和而調長夏以胃氣爲本胃少則脉實數病脾脉來實而盈數如雞舉足曰脾病胃少故脉實急矣舉足謂如雞走之舉足也新校正云詳越人以爲心病死脾脉來銳堅如烏之喙新校正云按千金方作如雞之喙如烏之距如屋之漏如水之流曰脾死烏喙烏距言銳堅也水流屋漏言其至也水流謂平至不鼓屋漏謂時動復住平腎脉來喘喘累累如鉤按之而堅曰腎平謂如心脉而鉤按之小堅爾新校正云按越人云其來上大下兑濡滑如雀之啄曰平呂廣云上大者足太陽下兑者足少陰陰陽得所爲胃氣強故謂之平雀啄者本大而末兑也冬以胃氣爲本胃少則不按亦堅也病腎脉來如引葛按之益堅曰腎病形如引葛言不按且堅明

按之則尤甚也死腎脉來發如奪索辟辟如彈石曰腎死發如奪索猶蛇之走辟辟如彈石言促又堅也

重廣補注黄帝内經素問卷第五

脉要精微論篇音誘汨古沒切癉都赧切眴音荀又音舜平人氣象論

疝音山瘕音賈㑊音亦儜女耕切喙虛畏切

重廣補注黄帝内經素問

二

重廣補注黃帝內經素問卷第六

啓玄子次注林億孫奇高保衡等奉敕校正孫兆重改誤

玉機眞藏論　三部九候論

玉機眞藏論篇第十九 新校正云按全元起本在第六卷

黃帝問曰春脉如弦何如而弦岐伯對曰春脉者肝也東方木也萬物之所以始生也故其氣來耎弱輕虛而滑端直以長故曰弦 言端直而長狀如弦也 新校正云按越人云春脉弦者東方木也萬物始生未有枝葉故其脉來濡弱而長四時經輕作寬 反此者病 反爲反常平之候 帝曰何如而反岐伯曰其氣來實而強此謂太過病在外其氣來不實而微此謂不及病在中 氣餘則病形於外氣少則病在於中也 新校正云按呂廣云實強者陽氣盛也少陽當微弱

今更實強謂之太過陽處表故令病在外厥陰之氣養於筋其脉弦今更虛微故曰不及陰處中故令病在内帝曰春脉太過與不及其病皆何如岐伯曰太過則令人善忘忽忽眩冒而巔疾其不及則令人胷痛引背下則兩脇胠滿忽忽不爽也眩謂目眩視如轉也冒謂冒悶也胠謂腋下脇也忘當爲怒字之誤也靈樞經曰肝氣實則怒肝厥陰脉自足而上入毛中又上貫鬲布脇肋循喉嚨之後上入頏顙上出額與督脉會於巔故病如是　新校正云按氣交變大論云木太過甚則忽忽善怒眩冒巔疾則忘當作怒帝曰善夏脉如鉤何如而鉤岐伯曰夏脉者心也南方火也萬物之所以盛長也故其氣來盛去衰故曰鉤言其脉來盛去衰如鉤之曲也　新校正云按越人云夏脉鉤者南方火也萬物之所盛垂枝布葉皆下曲如鉤故其脉來疾去遲呂廣云陽盛故來疾陰虛故去遲脉從下上至寸口疾還尺中遲也反此者病帝曰何如而反岐伯曰其氣來盛去亦盛此謂太過病在外其脉來盛去盛是陽之盛也心氣有餘是爲太過其氣來不

盛去反盛此謂不及病在中[新校正云詳越人肝心肺腎四藏脉俱以強實爲太過虛微爲不及與素問不同]帝曰夏脉太過與不及其病皆何如岐伯曰太過則令人身熱而膚痛爲浸淫其不及則令人煩心上見欬唾下爲氣泄[心少陰脉起於心中出屬心系下鬲絡小腸又從心系却上肺故心太過則身熱膚痛而浸淫流布於形分不及則心煩上見欬唾下爲氣泄]帝曰善秋脉如浮何如而浮岐伯曰秋脉者肺也西方金也萬物之所以收成也故其氣來輕虛以浮來急去散故曰浮[脉來輕虛故名浮也來急以陽未沈下去散以陰氣上升也新校正云按越人云秋脉毛者西方金也萬物之所終草木華葉皆秋而落其枝獨在若毫毛也故其脉來輕虛以浮故曰毛]反此者病帝曰何如而反岐伯曰其氣來毛而中央堅兩傍虛此謂太過病在外其氣來毛而微此謂不及病在中

帝曰秋脉太過與不及其病皆何如岐伯曰太過則令人逆氣而背痛慍慍然其不及則令人喘呼吸少氣而欬上氣見血下聞病音肺太陰脉起於中焦下絡大腸還循胃口上鬲屬肺從肺系橫出腋下復藏氣爲欬主喘息故氣盛則肩背痛氣逆不及則喘息變易呼吸少氣而欬上氣見血也下聞病音謂喘息則肺中有聲也帝曰善冬脉如營何如而營脉沉而深如營動也　新校正云詳深一作濡又作搏按本經下文云其氣來沉以搏則深字當爲搏又按甲乙經搏字爲濡當從甲乙經爲濡何以言之脉沉而濡濡古軟字乃冬脉之平調脉若沉而搏擊於手則冬脉之太過脉也故言當從甲乙經濡字岐伯曰冬脉者腎也北方水也萬物之所以合藏也故其氣來沉以搏故曰營言沉而搏擊於手也　新校正云按甲乙經搏當作濡義如前說又越人云冬脉石者北方水也萬物之所藏盛冬之時水凝如石故其脉來沉濡而滑故曰石也反此者病帝曰何如而反岐伯曰其氣來如彈石者此謂太過病在外其去如

數者此謂不及病在中帝曰冬脉太過與不及其病皆何如岐伯曰太過則令人解㑊（新校正云按解㑊之義具第五卷注）脊脉痛而少氣不欲言其不及則令人心懸如病飢䏚中清脊中痛少腹滿小便變（腎少陰脉自股内後廉貫脊屬腎絡膀胱其直行者從腎上貫肝鬲入肺中循喉嚨俠舌本其支别者從肺出絡心注胷中故病如是也䏚者季脇之下俠脊兩傍空軟處也腎外當䏚故䏚中清冷也）帝曰善帝曰四時之序逆從之變異也（脉春弦夏鉤秋浮冬營為逆順之變見異狀也）然脾脉獨何主（主謂主時月）岐伯曰脾脉者土也孤藏以灌四傍者也（納水穀化津液溉灌於肝心肺腎也以不正主四時故謂之孤藏）帝曰然則脾善惡可得見之乎岐伯曰善者不可得見惡者可見（不正主時寄王於四季故善不可見惡可見也）帝曰惡者何如可見岐伯曰其來如水之流者此謂太過病

在外如鳥之喙者此謂不及病在中〔新校正云按平人氣象論云如鳥之喙又別本喙作啄〕帝曰夫子言脾爲孤藏中央土以灌四傍其太過與不及其病皆何如歧伯曰太過則令人四支不舉〔以主四支故病不舉〕其不及則令人九竅不通名曰重強〔脾之孤藏以灌四傍今病則五藏不和故九竅不通也八十一難經曰五藏不和則九竅不通重謂藏氣重疊強謂氣不和順〕帝瞿然而起再拜而稽首曰善吾得脉之大要天下至數五色脉變揆度奇恒道在於一〔瞿然忙貌也言以太過不及而一貫之揆度奇恒皆通也〕神轉不迴迴則不轉乃失其機〔五氣循環不愆時叙是爲神氣流轉不迴若却行衰王反天之常氣是則却迴而不轉由是却迴不轉乃失生氣之機矣〕至數之要迫近以微〔得至數之要道則應用切近以微妙也迫切也〕著之玉版藏之藏府每旦讀之名曰玉機〔著之玉版故以爲名言是玉版生氣之機　新校正云詳至數至名曰玉機與

前玉版論要文相重彼注頗詳五藏受氣於其所生傳之於其所勝氣舍於其所生死於其所不勝病之且死必先傳行至其所不勝病乃死受氣所生者謂受病氣於已之所生者也傳所勝者謂傳於已之所剋者也氣舍所生者謂舍於生已者也死所不勝者謂死於剋已者之分位也所傳不順故必死焉此言氣之逆行也故死所為逆者次如下說肝受氣於心傳之於脾氣舍於腎至肺而死心受氣於脾傳之於肺氣舍於肝至腎而死脾受氣於肺傳之於腎氣舍於心至肝而死肺受氣於腎傳之於肝氣舍於脾至心而死腎受氣於肝傳之於心氣舍於肺至脾而死此皆逆死也一日一夜五分之此所以占死生之早暮也肝死於肺位秋庚辛餘四倣此然朝主甲乙晝主丙丁四季上主戊已晡主庚辛夜主壬癸由此則死生之早

暮可知也　新校正云按甲乙經生作者字云占死者之早暮詳此經文專為言氣之逆行也故死即不言生之早暮王氏改者作生義不若甲乙經中素問本文

黃帝曰五藏相通移皆有次五藏有病則各傳其所勝以上文逆傳而死故言是逆傳所勝之次也　新校正云詳逆傳所勝之次逆當作順上文既言逆傳下文所言乃順傳之次也不治法三月若六月若三日若六日傳五藏而當死是順傳所勝之次三月者謂一藏氣之遷移六月者謂至其所勝之位三日者三陽之數以合日也六日者謂兼三陰以數之爾熱論曰傷寒一日巨陽受二日陽明受三日少陽受四日太陰受五日少陰受六日厥陰受則義也　新校正云詳上文是順傳所勝之次七字乃是次前注誤在此經文之下不惟无義兼校之全元起本素問及甲乙經並无此七字直去之慮未達者致疑今存于注故曰別於陽者知病從來別於陰者知死生之期主辨三陰三陽之候則知中風邪氣之所不勝矣故下曰

新校正云詳舊此段注寫作經合改為注又按陰陽別論云別於陽者知病處也別於陰者知死生之期又云別於陽者知病忌時別於陰者知死生之期義同此

言知至其所困而死困謂至所不勝也上文曰死於其所不勝是故風者百病之長也

言先百病而有之　新校正云按生氣通天論云風者百病之始今風寒客於人使人毫毛畢直皮膚閉而爲熱客謂客止於人形也風擊皮膚寒勝腠理故毫毛畢直玄府閉密而熱生也當是之時可汗而發也邪在皮毛故可汗泄也陰陽應象大論曰善治者治皮毛此之謂也或痺不仁腫痛病生而變故如是也熱中血氣則𤸷痺不仁寒氣傷形故爲腫痛陰陽應象大論云寒傷形熱傷氣氣傷痛形傷腫當是之時可湯熨及火灸刺而去之皆謂釋散寒邪宣揚正氣弗治病入舍於肺名曰肺痺發欬上氣邪入諸陰則病而爲痺故入於肺名曰痺焉宣明五氣論曰邪入於陽則狂邪入於陰則痺肺在變動爲欬故欬則氣上故上氣也弗治肺即傳而行之肝病名曰肝痺一名曰厥脇痛出食肺金伐木氣下入肝故曰弗治行之肝也肝氣通膽膽善爲怒怒者氣逆故一名厥也肝厥陰脉從少腹屬肝絡膽上貫鬲布脇肋循喉嚨之後上入頏顙故脇痛而食入腹則出故曰出食當是之時可按若刺耳弗治肝傳之脾病名曰脾風發癉腹中熱煩心出黃肝氣應風木勝脾土土受風氣故曰

脾風蓋爲風氣通肝而爲名也脾之爲病善發黃癉故發癉也脾太陰脉入腹屬脾絡胃上鬲俠咽連舌本散舌下其支別者復從胃別上鬲注心中故腹中熱而煩心出黃色於便寫之所也當此之時可按可藥可浴弗治脾傳之腎病名曰疝瘕少腹寃熱而痛出白一名曰蠱 腎少陰脉自股内後廉貫脊屬腎絡膀胱故少腹寃熱而痛溲出白液也寃熱内結消鑠脂肉如蟲之食日内損削故一名曰蠱 當此之時可按可藥弗治腎傳之心病筋脉相引而急病名曰瘛 腎不足則水不生水不生則筋燥急故相引也陰氣内弱陽氣外燔筋脉受熱而自跳掣故名曰瘛 當此之時可灸可藥弗治滿十日法當死 至心而氣極則如是矣若復傳行當如下說 腎因傳之心心即復反傳而行之肺發寒熱法當三歲死 因腎傳心心不受病即而復反傳與肺金肺已再傷故寒熱也三歲者肺至腎一歲腎至肝一歲肝至心一歲火又乘肺故云三歲死 此病之次也 謂傳勝之次第 然其卒發者不必治於傳 不必依傳之次故不必以傳治之 或其傳化有不

以次不以次入者憂恐悲喜怒令不得以其次故令人有大病矣憂恐悲喜怒發死常分觸遇則發故令病氣亦不次而生因而喜大虛則腎氣乘矣喜則心氣移於肺心氣不守故腎氣乘矣宣明五氣篇曰精氣并於心則喜怒則肝氣乘矣怒則氣逆故肝氣乘脾悲則肺氣乘矣悲則肺氣移於肝肝氣受邪故肺氣乘矣宣明五氣篇曰精氣并於肺則悲恐則脾氣乘矣恐則腎氣移於心腎氣不守故脾氣乘矣宣明五氣篇曰精氣并於腎則恐憂則心氣乘矣憂則肝氣移於脾肝氣不守故心氣乘矣宣明五氣篇曰精氣并於肝則憂此其道也此其不次之常道故病有五五二十五變及其傳化五藏相并而各五之五而乘之則二十五變也然其變化以勝相傳傳而不次變化多端新校正云按陰陽別論云凡陽有五五五二十五陽義與此通傳乘之名也言傳者何相乘之異名爾大骨枯槁大肉陷下胷中氣滿喘息不便其氣動形期六月死眞藏脉見乃予之期日皮膚乾著骨間肉陷謂大骨枯槁大肉陷下也諸附骨際及空窊處亦同其類也胷中氣

滿喘息不便是肺死主也肺司治節氣息由之其氣動形爲死氣相接故聳肩舉肩背以遠求報氣矣夫如是皆形藏已敗神藏亦傷見是證者期後一百八十日內死矣候見眞藏之脉乃與死日之期爾眞藏脉診下經備矣此肺之藏也大骨枯槀大肉陷下胷中氣滿喘息不便內痛引肩項期一月死眞藏見乃予之期日火精外出陽氣上燔金受火災故內痛肩項如是者期後三十日內死此心之藏也大骨枯槀大肉陷下胷中氣滿喘息不便內痛引肩項身熱脫肉破䐃眞藏見十月之內死陰氣微弱陽氣內燔故身熱也䐃者肉之標脾主肉故肉如脫盡䐃如破敗也見斯證者期後三百日內死䐃謂肘膝後肉如塊者此脾之藏也大骨枯槀大肉陷下肩髓內消動作益衰眞藏來見期一歲死見其眞藏乃予之期日肩髓內消謂缺盆深也衰於動作謂交接漸微以餘藏尚全故期後三百六十五日內死此腎之藏也　新校正云按全元起本及甲乙經眞藏未見作來見来當作未字之誤也大骨枯槀大肉陷下胷中氣滿腹內痛心中不

便肩項身熱破䐃脫肉目匡陷真藏見目不見人立死其見人者至其所不勝之時則死木生其火肝氣通心脉抵少腹上布脇肋循喉嚨之後上入頏顙故腹痛心中不便肩項身熱破䐃脫肉也肝主目故目匡陷及不見人立死也不勝之時謂於庚辛之月此肝之藏也急虛身中卒至五藏絕閉脉道不通氣不往來譬於墮溺不可爲期言五藏相移傳其不勝則可待真藏脉見乃與死日之期卒急虛邪中於身內則五藏絕閉脉道不通氣不往來譬於墮墜沒溺不可與爲死日之期也其脉絕不來若人一息五六至其形肉不脫真藏雖不見猶死也是則急虛卒至之脉　新校正云按人一息脉五六至何得爲死必息字誤息當作呼乃是真肝脉至中外急如循刀刃責責然如按琴瑟弦色青白不澤毛折乃死真心脉至堅而搏如循薏苡子累累然色赤黑不澤毛折乃死真肺脉至大而虛如以

毛羽中人膚色白赤不澤毛折乃死眞腎脉至搏而絶如指彈石辟辟然色黑黃不澤毛折乃死眞脾脉至弱而乍數乍踈色黃青不澤毛折乃死諸眞藏脉見者皆死不治也新校正云按楊上善云无餘物和雜故名眞也五藏之氣皆胃氣和之不得獨用如至剛不得獨用獨用則折和柔用之即固也五藏之氣和於胃氣即得長生若眞獨見必死欲知五藏眞見爲死和胃爲生者於寸口診即可知見者如弦是肝脉也微弦爲平和微弦謂二分胃氣一分弦氣俱動爲微弦三分並是弦而无胃氣爲見眞藏餘四藏準此黃帝曰見眞藏曰死何也岐伯曰五藏者皆稟氣於胃胃者五藏之本也胃爲水穀之海故五藏稟焉藏氣者不能自致於手太陰必因於胃氣乃至於手太陰也平人之常稟氣於胃胃氣者平人之常氣故藏氣因胃乃能至於手太陰也新校正云詳平人之常至下平人之常氣本平人氣象論文王氏引注此經按甲乙經云人常稟氣於胃脉以胃氣爲本與此小異然甲乙之義爲得故五藏各以其

時自爲而至於手太陰也自爲其狀至於手太陰也故邪氣勝者精氣衰也故病甚者胃氣不能與之俱至於手太陰故眞藏之氣獨見獨見者病勝藏也故曰死是所謂脉無胃氣也平人氣象論曰人無胃氣曰逆逆者死帝曰善新校正云詳自黄帝問至此一段全元起本在第四卷太陰陽明表裏篇中王氷移於此處必言此者欲明王氏之功於素問多矣

黄帝曰凡治病察其形氣色澤脉之盛衰病之新故乃治之無後其時欲必先時而取之形氣相得謂之可治氣盛形盛氣虛形虛是相得也色澤以浮謂之易已氣色浮潤血氣相營故易已脉從四時謂之可治脉春弦夏鉤秋浮冬營謂順四時從順也脉弱以滑是有胃氣命曰易治取之以時候可取之時而取之則萬舉萬全當以四時血氣所在而爲療爾新校正云詳取之以時甲乙經作治之趣之无後其時與王氏之義兩通形氣相失謂之難治形盛氣虛氣盛形虛皆相失也色夭不澤謂之難

巳夭謂不明而惡不澤謂枯燥也脉實以堅謂之益甚脉實以堅是邪氣盛故益甚也脉逆四時爲不可治以氣逆故疾上四句是謂四難所以下文曰必察四難而明告之此四粗之所易語工之所難爲所謂逆四時者春得肺脉夏得腎脉秋得心脉冬得脾脉其至皆懸絶沈濇者命曰逆四時春得肺脉秋來見也夏得腎脉冬來見也秋得心脉夏來見也冬得脾脉春來見也懸絶謂如懸物之絶去也未有藏形於春夏而脉沈濇新校正云按平人氣象論云而脉瘦義與此同秋冬而脉浮大名曰逆四時也未有謂未有藏脉之形狀也病熱脉靜泄而脉大脱血而脉實病在中脉實堅病在外脉不實堅者皆難治皆難治者以其與證不相應也新校正云按平人氣象論云病在中脉虛病在外脉濇堅與此相反此經誤彼論爲得自未有藏形春夏至此與平人氣象論相重注義備於彼黄帝曰余聞虛實以決死生願聞其情岐伯曰五實死五虛死

五實謂五藏之實五虛謂五藏之虛帝曰願聞五實五虛岐伯曰脉盛皮熱腹脹前後不通悶瞀此謂五實實謂邪氣盛實然脉盛心也皮熱肺也腹脹脾也前後不通腎也悶瞀肝也脉細皮寒氣少泄利前後飲食不入此謂五虛虛謂眞氣不足也然脉細心也皮寒肺也氣少肝也泄利前後腎也飲食不入脾也帝曰其時有生者何也岐伯曰漿粥入胃泄注止則虛者活身汗得後利則實者活此其候也全注飲粥得入於胃胃氣和調其利漸止胃氣得實虛者得活言實者得汗外通後得便利自然調平

三部九候論篇第二十

新校正云按全元起本在第一卷篇名決死生

黃帝問曰余聞九鍼於夫子衆多博大不可勝數余願聞要道以屬子孫傳之後世著之骨髓藏之肝肺歃血而受不敢妄泄歃血飲血也令合天道新校正云按全元起本云令合天地必

有終始上應天光星辰歷紀下副四時五行貴賤更互冬陰夏陽以人應之奈何願聞其方天光謂日月星也歷紀謂日月行歷於天二十八宿三百六十五度之分紀也言以人形血氣榮衛周流合時候之遷移應日月之行道然斗極旋運黃赤道差冬時日依黃道近南故陰多夏時日依黃道近北故陽盛也夫四時五行之氣以王者爲貴相者爲賤也岐伯對曰妙乎哉問也此天地之至數道貫精微故云妙問至數謂至極之數也帝曰願聞天地之至數合於人形血氣通決死生爲之奈何岐伯曰天地之至數始於一終於九焉九奇數也故天地之數斯爲極矣一者天二者地三者人因而三之三三者九以應九野爾雅曰邑外爲郊郊外爲甸甸外爲牧牧外爲林林外爲坰坰外爲野言其遠也 新校正云詳王引爾雅爲證與今爾雅或不同已具前六節藏象論注中故人有三部部有三候以決死生以處百病以調虛實而除邪疾所謂三部者言身之上中下部非謂寸關

尺也三部之內經隧由之故察候存亡悉因於是鍼之補寫邪疾可除也帝曰何謂三部岐伯曰有下部有中部有上部部各有三候三候者有天有地有人也必指而導之乃以爲眞言必當諮受於師也徵四失論曰受師不卒妄作雜術謬言爲道更名自功妄用砭石後遺身咎此其誡也禮曰疑事無質質成也上部天兩額之動脉在額兩傍動應於手足少陽脉氣所行也上部地兩頰之動脉在鼻孔下兩傍近於巨髎之分動應於手足陽明脉氣之所行上部人耳前之動脉在耳前陷者中動應於手手少陽脉氣之所行也中部天手太陰也謂肺脉也在掌後寸口中是謂經渠動應於手中部地手陽明也謂大腸脉也在手大指次指歧骨間合谷之分動應於手也中部人手少陰也謂心脉也在掌後鋭骨之端神門之分動應於手也靈樞經持鍼縱捨論問曰少陰无輸心不病乎對曰其外經病而藏不病故獨取其經於掌後鋭骨之端正謂此也下部天足厥陰也謂肝脉也在毛際外羊矢下一寸半陷中五里之分卧而取之動應於手也女子取太衝在足大指本節後二寸陷中是下部地足少陰也謂腎脉也在足内踝後跟骨上陷中大谿

之分動應手下部人足太陰也謂脾脉也在魚腹上趨筋間直五里下箕門之分寬鞏足單衣沈取乃得之而動應於手也候胃氣者當取足跗之上衝陽之分穴中脉動乃應手也　新校正云詳自上部天至此一段舊在當篇之末義不相接此正論三部九候宜處於斯今依皇甫謐甲乙經編次例自篇末移置此也故下部之天以候肝足厥陰脉行其中也地以候腎足少陰脉行其中也人以候脾胃之氣足太陰脉行其中也脾藏與胃以膜相連故以候脾兼候胃也帝曰中部之候奈何岐伯曰亦有天亦有地亦有人天以候肺手太陰脉當其處也地以候胷中之氣手陽明脉當其處也經云腸胃同候故以候胷中也人以候心手少陰脉當其處也帝曰上部以何候之岐伯曰亦有天亦有地亦有人天以候頭角之氣位在頭角之分故以候頭角之氣也地以候口齒之氣位近口齒故以候之人以候耳目之氣以位當耳前脉抵於目外眥故以候之三部者各有天各有地各有人三而成天新校正云詳三而成天至合為九藏與六節藏象論文重注義具彼篇

三而成地三而成人三而三之合則爲九九分爲九野九野爲九藏以是故應天地之至數故神藏五形藏四合爲九藏所謂神藏者肝藏魂心藏神脾藏意肺藏魄腎藏志也以其皆神氣居之故云神藏五也所謂形藏者皆如器外張虛而不屈含藏於物故云形藏也所謂形藏四者一頭角二耳目三口齒四胸中也　新校正云詳注說神藏宣明五氣篇文又與生氣通天論注六節藏象論注重五藏已敗其色必夭夭必死矣天謂死色異常之候也色者神之旗藏者神之舍故神去則藏敗藏敗則色見異常之候死也

帝曰以候奈何岐伯曰必先度其形之肥瘦以調其氣之虛實實則寫之虛則補之度謂量也實寫虛補此所謂順天之道也老子曰天之道損有餘補不足也必先去其血脉而後調之無問其病以平爲期血脉滿堅謂邪留止故先刺去血而後乃調之不當詢問病者盈虛要以脉氣平調爲之期準爾帝曰決死生奈何度形肥瘦調氣盈虛不問病人以平爲準死生之證以決之也岐伯曰形盛脉細少氣不足以息

者危形氣相反故生氣至危玉機真藏論曰形氣相得謂之可治今脉氣不足形盛有餘證不相扶故當危也危者言其近死猶有生者也刺
志論曰氣實形實氣虛形虛此其常也反此者病今脉細少氣是為氣弱體壯盛是為形盛形盛氣弱故生氣傾危　新校正云按全元起注本及甲乙經脉
經危作死形瘦脉大胷中多氣者死是則形氣不足脉氣有餘也故死形瘦脉大胷中氣多形藏已傷故
去死也凡如是類皆形氣不相得也形氣相得者生參伍不調者病參謂參校伍謂類伍參校類伍
而有不調謂不率其常則病也三部九候皆相失者死失謂氣候不相類也相失之候診凡有七七診之狀如下
文云上下左右之脉相應如參舂者病甚上下左右相
失不可數者死三部九候上下左右凡十八診也如參舂者謂大數而鼓如參舂杵之上下也脉要精微論曰大則病進故病
甚也不可數者謂一息十至已上也脉法曰人一呼而脉再至一吸脉亦再至曰平三至曰離經四至曰脫精五至曰死六至曰命盡今相失而不可數者是過十至
之外也至五尚死況至十者乎中部之候雖獨調與衆藏相失者死中部
之候相減者死中部左右凡六診也上部下部已不相應中部獨調固非其久減於上下是亦氣衰故皆死也減謂偏少也臣

億等詳舊無中部之候相減者死八字按全元起注本及甲乙經添之且注有解減之説而經闕其文此脫在王注之後也目内陷者死言太陽也太陽之脉起於目内眥目内陷者太陽絶也故死所以言太陽者太陽主諸陽之氣故獨言之帝曰何以知病之所在岐伯曰察九候獨小者病獨大者病獨疾者病獨遲者病獨熱者病獨寒者病獨陷下者病相失之候診凡有七者此之謂也然脉見七診謂參伍不調隨其獨異以言其病爾以左手足上上去踝五寸按之庶右手足當踝而彈之手足皆取之然手踝之上手太陰脉足踝之上足太陰脉足太陰脉主肉應於下部手太陰脉主氣應於中部是以下文云脫肉身不去者死中部乍疎乍數者死臣億等按甲乙經及全元起注本並云以左手足上去踝五寸而按之右手當踝而彈之全元起注云内踝之上陰交之出通於膀胱係於腎腎為命門是以取之以明吉凶今文少一而字多一庶字及足字王注以手足皆取為解殊為穿鑿當從全元起注舊本及甲乙經為正其應過五寸以上蠕蠕然者不病氣和故也其應疾中手渾渾然者病中手徐徐然者病渾渾亂也徐徐緩也其應上不

能至五寸彈之不應者死氣絕故不應也是以脫肉身不去者死穀氣外衰則肉如脫盡天真內竭故身不能行真穀並衰故死之至矣去猶行去也中部乍疎乍數者死乍疎乍數氣之衰亂也故死其脉代而鉤者病在絡脉鉤為夏脉又夏氣在絡故病在絡脉也絡脉受邪則經脉滯否故代止也九候之相應也上下若一不得相失上下若一言遲速小大等也一候後則病二候後則病甚三候後則病危所謂後者應不俱也俱猶同也一也察其府藏以知死生之期夫病入府則愈入藏則死故死生期準察以知之矣必先知經脉然後知病脉經脉四時五藏之脉真藏脉見者勝死所謂真藏脉者真肝脉至中外急如循刀刃責責然如按琴瑟絃真心脉至堅而搏如循意苡子累累然真脾脉至弱而乍數乍踈真肺脉至大而虛如毛羽中人膚真腎脉至摶而絕如指彈石辟辟然凡此五者皆謂得真藏脉而無胃氣也平人氣象論曰胃者平人之常氣也人無胃氣曰逆逆者死此之謂也參死者謂勝剋於巳之時則死也平人氣象論曰肝見庚辛死心見壬癸死脾見甲乙死肺見丙丁死腎見戊巳死是謂勝死也足太陽氣絕

者其足不可屈伸死必戴眼足太陽脉起於目内眥上額交巔上從巔入絡腦還出别下項循肩髆内俠脊抵腰中其支者後從肩髆别下貫臀過髀樞下合膕中貫腨循踵至足外側太陽氣絶死如是矣　新校正云按診要經終論載三陽三陰脉終之證此獨犯足太陽氣絶一證餘應闕文也又注貫臀甲乙經作貫胂王氏注厥論刺瘧論各作貫胂又注刺腰論作貫臀詳甲乙經注臀當作胂　帝曰冬陰夏陽奈何言死時也岐伯曰九候之脉皆沉細懸絶者爲陰主冬故以夜半死盛躁喘數者爲陽主夏故以日中死位无常居物極則反也乾坤之義陰極則龍戰于野陽極則亢龍有悔是以陰陽極脉死於夜半日中也是故寒熱病者以平旦死亦物極則變也平曉木王木氣爲風故木王之時寒熱病死生氣通天論曰因於露風乃生寒熱由此則寒熱之病風薄所爲也熱中及熱病者以日中死陽之極也病風者以日夕死卯酉衝也病水者以夜半死水王故也其脉乍疏乍數乍遲乍疾者日乘四季死辰戌丑未土寄王之脾氣内絶故日乘四季而死也形肉已脫九候雖調猶

死亦謂形氣不相得也證前脫肉身不去者九候雖平調亦死也七診雖見九候皆從者不死但九候順四時之令雖七診互見亦生矣從謂順從也所言不死者風氣之病及經月之病似七診之病而非也故言不死風病之脉診大而數月經之病脉小以微雖候與七診之狀略同而死生之證乃異故不死也若有七診之病其脉候亦敗者死矣言雖七診見九候從者不死若病同七診之狀而脉應敗亂縱九候皆順猶不得生也必發噦噫胃精內竭神不守心故死之時發斯噦噫宣明五氣篇曰心爲噫胃爲噦也必審問其所始病與今之所方病方正也言必當原其始而要終也而後各切循其脉視其經絡浮沈以上下逆從循之其脉疾者不病氣強盛故其脉遲者病氣不足故脉不往來者死精神去也皮膚著者死骨乾枯也帝曰其可治者奈何歧伯曰經病者治其經求有過者孫絡病者治其孫絡血有血留止刺而去之　新校正云按甲乙經云絡病者治其絡

血无二孫字

血病身有痛者治其經絡靈樞經曰經脈爲裏支而横者爲絡絡之別者爲孫絡由是孫絡則經之別支而横也　新校正云按甲乙經无血病二字

其病者在奇邪奇邪之脉則繆刺之奇謂奇繆不偶之氣而與經脈繆處也由是故繆刺之繆刺者刺絡脉左取右右取左也

留瘦不移節而刺之病氣淹留形容減瘦證不移易則消息節級養而刺之此又重明前經无問其病以平爲期者也

上實下虛切而從之索其結絡脉刺出其血以見通之結謂血結於絡中也血去則經隧通矣前經云先去血脉而後調之明其結絡乃先去也　新校正云詳經文以見通之甲乙經作以通其氣

瞳子高者太陽不足戴眼者太陽已絶此決死生之要不可不察也此復明前太陽氣欲絶及已絶之候也

手指及手外踝上五指留鍼錯簡文也

重廣補注黄帝内經素問卷第六

玉機眞藏論漑古代切窳音愈䐃渠殞切瞀莫候切三部九候論

歃所甲切飲血也坰古營切蠕而勺切

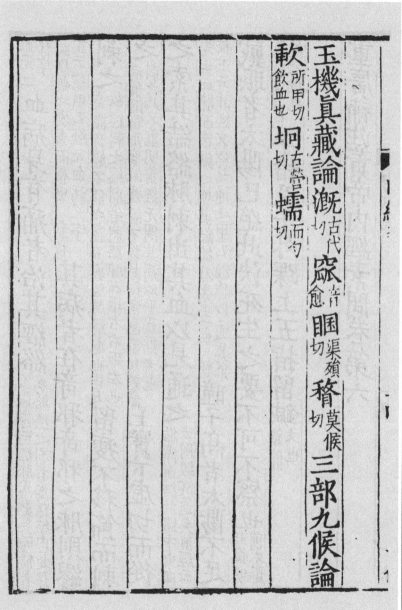

重廣補注黄帝内經素問卷第七

啓玄子次注林億孫奇高保衡等奉　敕校正孫兆重改誤

經脉别論　藏氣法時論

宣明五氣篇　血氣形志篇

經脉别論篇第二十一 新校正云按全元起本在第四卷中

黄帝問曰人之居處動靜勇怯脉亦爲之變乎岐伯對曰凡人之驚恐恚勞動靜皆爲變也變謂變易常候是以夜行則喘出於腎腎王於夜氣合幽冥故夜行則喘息内從腎出也淫氣病肺夜行腎勞因而喘息氣淫不次則病肺也有所墮恐喘出於肝恐生於肝墮損筋血因而奔喘故出於肝也淫氣害脾肝木妄淫害脾土也有所驚恐喘出於肺驚則心無所倚神無所歸氣亂胷中故喘出於肺也淫

氣傷心[驚則神越故氣淫反傷心矣]度水跌仆喘出於腎與骨[濕氣通腎骨腎主之故度水跌仆喘出腎骨矣跌謂足跌仆謂身倒也]當是之時勇者氣行則已怯者則着而爲病也[氣有強弱神有壯懦故殊狀也]故曰診病之道觀人勇怯骨肉皮膚能知其情以爲診法也[通達性懷得其情狀乃爲深識診契物宜也]故飲食飽甚汗出於胃[飽甚胃滿故汗出於胃也]驚而奪精汗出於心[驚奪心精神氣浮越陽內薄之故汗出於心也]持重遠行汗出於腎[骨勞氣越腎復過疲故持重遠行汗出於腎也]疾走恐懼汗出於肝[暴役於筋肝氣罷極故疾走恐懼汗出於肝也]搖體勞苦汗出於脾[搖體勞苦謂動作施力非疾走遠行也然動作用力則穀精四布脾化水穀故汗出於脾也]故春秋冬夏四時陰陽生病起於過用此爲常也[不適其性而強云爲過即病生此其常理五臟受氣蓋有常分用而過耗是以病生故下文曰]食氣入胃散精於肝淫氣於筋[肝養筋故胃散穀精之氣

入於肝則浸淫滋養於筋絡矣食氣入胃，濁氣歸心，淫精於脉。濁氣穀氣也心居胃上故穀氣歸心淫溢精微入於脉也何者心主脉故脉氣流經，經氣歸於肺，肺朝百脉，輸精於皮毛。言脉氣流運乃爲大經經氣歸宗上朝於肺肺爲華蓋位復居高治節由之故受百脉之朝會也平人氣象論曰藏眞高於肺以行榮衛陰陽由此故肺朝百脉然乃布化精氣輸於皮毛矣毛脉合精，行氣於府。府謂氣之所聚處也是謂氣海在兩乳間名曰膻中也府精神明，留於四藏，氣歸於權衡。膻中之布氣者分爲三隧其下者走於氣街上者走於息道宗氣留於海積於胷中命曰氣海也如是分化乃四藏安定三焦平均中外上下各得其所也權衡以平，氣口成寸，以決死生。三世脉法皆以三寸爲寸關尺之分故中外高下氣緒均平則氣口之脉而成寸也夫氣口者脉之大要會也百脉盡朝故以其分決死生也飲入於胃，遊溢精氣，上輸於脾。水飲流下至於中焦水化精微上爲雲霧雲霧散變乃注於脾靈樞經曰上焦如霧中焦如漚此之謂也脾氣散精，上歸於肺，通調水道，下輸膀胱。水土合化上滋肺金金氣通腎故調水道轉注下焦膀胱禀化乃爲溲矣靈樞經曰下焦如瀆此之謂也水精四布五經並行合於四時五藏陰陽揆度以爲常也從是水精布經氣行筋骨成血氣順配合四時寒暑證符五藏陰陽揆度盈虛用爲常道度量也以用也　新校正云　按一本云陰陽動靜

太陽藏獨至厥喘虛氣逆是陰不足陽有餘也陰謂腎陽謂膀胱也故下文曰表裏當俱寫取之下俞陽獨至謂陽氣盛至也陽獨至爲陽有餘陰不足則陽邪入故表裏俱寫取足六俞也下俞足俞也　新校正云詳六當爲穴字之誤也按府有六俞藏止五俞今藏府俱寫不當言六俞六俞則不能兼藏言穴俞則藏府兼舉

陽明藏獨至是陽氣重并也當寫陽補陰取之下俞陽氣重并故寫陽補陰

少陽藏獨至是厥氣也蹻前卒大取之下俞蹻謂陽蹻脉在足外踝下足少陽脉行抵絶骨之端下出外踝之前循足跗然蹻前卒大則少陽之氣盛也故取足俞少陽也

少陽獨至者一陽之過也一陽少陽也過謂太過也以其太過故蹻前卒大焉

太陰藏搏者用心省眞見太陰之脉伏鼓則當用心省察之若是眞藏之脉不當治也

五脉氣少胃氣不

平三陰也[三陰太陰脾之脉也五藏脉少胃氣不調是亦太陰之過也]宜治其下俞補陽寫陰[以陰氣太過故]一陽獨嘯少陽厥也[嘯謂耳中鳴如嘯聲也膽及三焦脉皆入耳故氣逆上則耳中鳴][新校正云詳此上明三陽此言三陰今此再言少陽而不及少陰者疑此一陽乃二陰之誤也又按全元起本此爲少陰厥顯知此即二陰也]陽并於上四脉爭張氣歸於腎[心脾肝肺四脉爭張陽并於上者是腎氣不足故氣歸於腎也]宜治其經絡寫陽補陰[陰氣足則陽氣不復并於上矣]一陰至厥陰之治也眞虛痟心厥氣留薄發爲白汗調食和藥治在下俞[或一作二誤也厥陰一陰也上言二陰至則當少陰治下言厥陰治則當一陰至也然三墳之經俗久淪墜人少披習是字多傳寫誤]帝曰太陽藏何象岐伯曰象三陽而浮也帝曰少陽藏何象岐伯曰象一陽也一陽藏者滑而不實也帝曰陽明藏何象岐伯曰象大浮也[新校正云按太素及全元起本云象心之太浮也]太陰藏搏

言伏鼓也二陰搏至腎沈不浮也明前獨至之脉狀也　新校正云詳前脉二陰此無一陰闕文可知

藏氣法時論篇第二十二新校正云按全元起本在第一卷又於第六卷脉要篇末重出

黄帝問曰合人形以法四時五行而治何如而從何如而逆得失之意願聞其事歧伯對曰五行者金木水火土也更貴更賤以知死生以決成敗而定五藏之氣間甚之時死生之期也帝曰願卒聞之歧伯曰肝主春以應木也足厥陰少陽主治厥陰肝脉少陽膽脉肝與膽合故治同其日甲乙甲乙爲木東方干也肝苦急急食甘以緩之甘性和緩　新校正云按全元起云肝苦急是其氣有餘心主夏以應火也手少陰太陽主治少陰心脉太陽小腸脉心與小腸合故治同其日丙丁丙丁爲火南方干也心苦緩急食酸以收之酸性收斂　新校正云按全元起本云心苦緩是心氣虛脾主

長夏 長夏謂六月也夏爲土母土長于中以長而治故云長夏 新校正云按全元起云脾王四季六月是火王之處蓋以脾主中央六月是十二月之中一年之半故脾主六月也 足太陰陽明主治 太陰脾脉陽明胃脉脾與胃合故治同 其日戊巳 戊巳爲土中央干也 脾苦濕急食苦以燥之 苦性乾燥 肺主秋 以應金也 手太陰陽明主治 太陰肺脉陽明大腸脉肺與大腸合故治同 其日庚辛 庚辛爲金西方干也 肺苦氣上逆急食苦以泄之 苦性宜泄故肺用之 新校正云按全元起云肺氣上逆是其氣有餘 腎主冬 以應水也 足少陰太陽主治 少陰腎脉太陽膀胱脉腎與膀胱合故治同 其日壬癸 壬癸爲水北方干也 腎苦燥急食辛以潤之開腠理致津液通氣也 辛性津潤也然腠理開津液達則肺氣下流腎與肺通故云通氣也 病在肝愈於夏 子制其鬼也餘愈同 夏不愈甚於秋 子休鬼復王也餘甚同 秋不死持於冬 鬼休而母養故氣執持於父母之鄉也餘持同 起於春 自得其位故復起餘起同 禁當風 以風氣通於肝故禁而勿犯 肝病者愈在丙丁 丙丁應夏 丙丁

不愈，加於庚辛（庚辛應秋），庚辛不死，持於壬癸（壬癸應冬），起於甲乙（應春木也）。肝病者，平旦慧，下晡甚，夜半靜（木王之時故爽慧也，金王之時故加甚也，水王之時故靜退也。餘慧甚同，其靜小異）。肝欲散，急食辛以散之（以藏氣常散，故以辛發散也。陰陽應象大論曰：辛甘發散爲陽也。平人氣象論曰：藏真散於肝。言其常發散也）。用辛補之，酸寫之（辛味散，故補；酸味收，故寫。新校正云：按全元起本云：用酸補之，辛寫之。自爲一義）。病在心，愈在長夏，長夏不愈，甚於冬，冬不死，持於春，起於夏（如肝例也）。禁溫食熱衣（熱則心躁，故禁止之）。心病者，愈在戊己（戊己應長夏也），戊己不愈，加於壬癸（壬癸應冬），壬癸不死，持於甲乙（甲乙應春），起於丙丁（應夏火也）。心病者，日中慧，夜半甚，平旦靜（亦休王之義也）。心欲耎，急食鹹以耎之（以藏氣好耎，故以鹹柔耎也。平人氣象論曰：藏真通於心。言其常欲柔耎也）。用鹹補之，甘寫之（鹹補取其柔耎，甘寫取其舒緩）。病在脾，愈在秋秋不愈甚於春春不死持於夏起於長夏禁溫食飽食濕地濡衣溫濕及飽並傷脾氣故禁止之脾病者愈在庚辛應秋氣也庚辛不愈加於甲乙應春氣也甲乙不死持於丙丁應夏氣也起於戊巳應長夏也脾病者日昳慧日出甚新校正云按甲乙經日出作平旦雖日出與平旦時等按前文言木王之時皆云平旦而不云日出蓋日出於冬夏之期有早晚不若平旦之爲得也下晡靜土王則爽慧木尅則增甚金扶則靜退亦休王之義也一本或云日中持者謬也爰五藏之病皆以勝相加至其所生而愈至其所不勝而甚至於所生而持自得其位而起由是故皆有閒甚之時死生之期也

脾欲緩急食甘以緩之甘性和緩順其緩也用苦瀉之甘補之苦寫取其堅燥甘補取其安緩

病在肺愈在冬冬不愈甚於夏夏不死持於長夏起於秋例如肝也禁寒飲食寒衣肺惡寒氣故衣食禁之靈樞經曰形寒寒飲則傷肺飲尚傷肺其食甚焉肺不獨惡寒亦畏熱也肺病者愈在壬癸應冬水也壬癸不愈加於丙

丁（應夏火也）丙丁不死持於戊巳（長夏土也）起於庚辛（應秋金也）肺病者下晡慧日中甚夜半靜（金王則慧水王則靜火王則甚）肺欲收急食酸以收之（以酸性收斂故也）用酸補之辛寫之（酸收斂故補辛發散故寫）病在腎愈在春春不愈甚於長夏長夏不死持於秋起於冬（例如肝也）禁犯焠㶣熱食溫炙衣（腎性惡燥故此禁之新校正云按別本焠作焠）腎病者愈在甲乙（應春木也）甲乙不愈甚於戊巳（長夏土也）戊巳不死持於庚辛（應秋金也）起於壬癸（應冬水也）腎病者夜半慧四季甚下晡靜（水王則慧土王則甚金王則靜）腎欲堅急食苦以堅之（以苦性堅燥也）用苦補之鹹寫之（苦補取其堅也鹹寫取其耎也耎濕土制也故用寫之）夫邪氣之客於身也以勝相加（邪者不正之目風寒暑濕飢飽勞逸皆是邪也非唯鬼毒疫癘也）至其所生而愈（謂至己所生也）至其所不勝

而甚謂至剋已之氣也至於所生而持謂至生已之氣也自得其位而起
居所王處謂自得其位也必先定五藏之脉乃可言間甚之時死生之
期也五藏之脉者謂肝弦心鉤肺浮腎營脾代知是則可言死生間甚矣三部九候論曰必先知經脉然後知病脉此之謂也肝病
者兩脇下痛引少腹令人善怒肝厥陰脉自足而上環陰器抵少腹又上貫肝鬲布脇肋
故兩脇下痛引少腹也其氣實則善怒靈樞經曰肝氣實則怒虛則目䀮䀮無所見耳無所聞
善恐如人將捕之肝厥陰脉自脇肋循喉嚨入頏顙連目系膽少陽脉其支者從耳後入耳中出走耳前至目鋭眥後
故病如是也恐謂恐懼魂不安也、取其經厥陰與少陽經謂經脉也非其絡病故取其經也取厥陰以治肝
氣取少陽以調氣逆也故下文曰氣逆則頭痛耳聾不聰頰腫肝厥陰脉自目系上出額與督
脉會於巔故頭痛膽少陽脉支別者從耳中出走耳前又支別者加頰車又厥
陰之脉支別者從目系下頰裏故耳聾不聰頰腫也是以上文兼取少陽也
取血者脉中血滿獨異於常乃氣逆之診隨其左右有則刺之心病者胷中痛脇支滿脇

下痛臑背肩甲間痛兩臂內痛心少陰脉支別者循胷出脇入手心主厥陰之脉起於胷中其支別者亦循胷出脇下掖三寸上抵掖下下循臑內行太陰少陰之間入肘中下循臂行兩筋之間又心少陰之脉直行者復從心系却上肺上出掖下下循臑內後廉行太陰心主之後下肘內循臂內後廉抵掌後銳骨之端又小腸太陽之脉自臂臑上繞肩甲交肩上故病如是

虛則胷腹大脇下與腰相引而痛手心主厥陰之脉從胷中出屬心包下鬲歷絡三焦其支別者循胷出脇心少陰之脉自心系下鬲絡小腸故病如是也

取其經少陰太陽舌下血者少陰之脉從心系上俠咽喉故取舌本下及經脉血也

其變病刺郄中血者其或嘔變則刺少陰之郄血滿者也手少陰之郄在掌後脉中去腕半寸當小指之後

脾病者身重善肌肉痿足不收行善瘈脚下痛脾象土而主肉故身重肉痿也痿謂萎無力也脾太陰之脉起於足大指之端循指內側上內踝前廉上腨內腎少陰之脉起於足小指之下斜趣足心上腨內出膕內廉故病則足不收行善瘈脚下痛也故下取少陰．新校正云按甲乙經作善飢肌肉痿千金方云善飢足痿不收氣交變大論云肌肉萎足痿不收行善瘈

虛則腹滿腸鳴飱泄食不化脾太陰脉從股內前廉入腹屬脾絡胃故病如是靈樞經曰中

氣不足則腹爲之善滿腸爲之善鳴取其經太陰陽明少陰血者少陰腎脉也以前病行善瘈脚下痛故取之而出血血滿者出之肺病者喘欬逆氣肩背痛新校正云按千金方作肩息背痛汗出尻陰股膝新校正云按甲乙經脉經作膝攣髀腨胻足皆痛肺藏氣而主喘息在變動爲欬故病則喘欬逆氣也背爲胷中之府肩接近之故肩背痛也肺養皮毛邪盛則心液外泄故汗出也腎少陰之脉從足下上循腨內出膕內廉上股內後廉貫脊屬腎絡膀胱今肺病則腎脉受邪故尻陰股膝髀腨胻足皆痛故下取少陰也虛則少氣不能報息耳聾嗌乾氣虛少故不足以報入息也肺太陰之絡會於耳中故聾也腎少陰之脉從腎上貫肝鬲入肺中循喉嚨俠舌本今肺虛則腎氣不足以上潤於嗌故嗌乾也是以下文兼取少陰也取其經太陰足太陽之外厥陰內血者足太陽之外厥陰內者正謂腨內側內踝後之直上則少陰脉也視左右足脉少陰部分有血滿異於常者即而取之腎病者腹大脛腫新校正云按甲乙經云脛腫痛喘欬身重寢汗出憎風腎少陰脉起於足而上循腨復從橫骨中俠齊循腹裏上行而入肺故腹大脛腫而喘欬也腎病則骨不能用故身重也腎邪攻肺心氣內微心液爲汗故寢汗出

也陘既腫矣汗復津泄陰疑玄府陽爍上焦內熱外寒故憎風也憎風謂深惡之也虛則胷中痛大腹小腹痛清厥意不樂腎少陰脈從肺出絡心注胷中然腎氣既虛心無所制心氣熏肺故痛聚胷中也足太陽脈從項下行而至足腎虛則太陽之氣不能盛行於足故足冷而氣逆也清謂氣清冷厥謂氣逆也以清冷氣逆故大腹小腹痛志不足則神躁擾故不樂也　新校正云按甲乙經大腹小腹作大腸小腸取其經少陰太陽血者凡刺之道虛則補之實則寫之不盛不虛以經取之是謂得道經絡有血刺而去之是謂守法猶當揣形定氣先去血脉而後乃平有餘不足焉三部九候論曰必先度其形之肥瘦以調其氣之虛實實則寫之虛則補之必先去其血脉而後調之此之謂也肝色青宜食甘粳米牛肉棗葵皆甘肝性喜急故食甘物而取其寬緩也　新校正云詳肝色青至篇未全元起本在第六卷王氏移於此心色赤宜食酸小豆新校正云按甲乙經太素小豆作麻犬肉李韭皆酸心性喜緩故食酸物而取其收歛也肺色白宜食苦麥羊肉杏薤皆苦肺喜氣逆故食苦物而取其宣泄也脾色黃宜食鹹大豆豕肉栗藿皆鹹究斯宜食乃調利關機之義也腎為胃關脾與胃合鹵故假鹹柔耎以利其關關利而胃氣乃行胃行而脾

氣方化故應脾宜味與衆不同也　新校正云按上文曰肝苦急急食甘以緩之心苦緩急食酸以收之脾苦濕急食苦以燥之肺苦氣上逆急食苦以泄之腎苦燥急食辛以潤之此肝心肺腎食宜皆與前文合獨脾食鹹宜不用苦故王氏特注其義

腎色黑宜食辛黃黍雞肉桃葱皆辛　腎性喜燥故食辛物而取其津潤也

辛散酸收甘緩苦堅鹹耎　皆自然之氣也然辛味苦味匪唯堅散而已辛亦能潤能散苦亦能燥能泄故上文曰脾苦濕急食苦以燥之肺苦氣上逆急食苦以泄之則其謂苦之燥泄也又曰腎苦燥急食辛以潤之則其謂辛之濡潤也

毒藥攻邪　藥謂金玉土石草木菜果蟲魚鳥獸之類皆可以祛邪養正者也然辟邪安正惟毒乃能以其能然故通謂之毒藥也　新校正云按本草云下藥爲佐使主治病以應地多毒不可久服欲除寒熱邪氣破積聚愈疾者本下經故云毒藥攻邪

五穀爲養　謂粳米小豆麥大豆黃黍也

五果爲助　謂桃李杏栗棗也

五畜爲益　謂牛羊豕犬雞也

五菜爲充　謂葵藿薤葱韭也新校正云按五常政大論曰大毒治病十去其六常毒治病十去其七小毒治病十去其八無毒治病十去其九穀肉果菜食養盡之无使過之傷其正也

氣味合而服之以補精益氣　氣爲陽化味曰陰施氣味合和則補益精氣矣陰陽應象大論曰陽爲氣陰爲味味歸形形歸氣氣歸精精歸化精食氣形食味又

曰形不足者温之以氣精不足者補之以味由是則補精益氣其義可知新校正云按孫思邈云精以食氣氣養精以榮色形以食味味養形以生力精順五氣以爲靈也若食氣相惡則傷精也形受味以成也若食味不調則損形也是以聖人先用食禁以存性後制藥以防命氣味温補以存精形此之謂氣味合而服之以補精益氣也此五者有辛酸甘苦鹹各有所利或散或收或緩或急或堅或耎四時五藏病隨五味所宜也用五味而調五藏配肝以甘心以酸脾以鹹肺以苦腎以辛者各隨其宜欲緩欲收欲耎欲泄欲散欲堅而爲用非以相生相養而爲義也

宣明五氣篇第二十三

新校正云按全元起本在第一卷

五味所入酸入肝肝合木而味酸也辛入肺肺合金而味辛也苦入心心合火而味苦也鹹入腎腎合水而味鹹也甘入脾脾合土而味甘也新校正云按太素又云淡入胃是謂五入新校正云按至眞要大論云夫五味入胃各歸所喜故酸先入肝苦先入心甘先入脾辛先入肺鹹先入腎

五氣所病心爲噫象火炎上煙隨焰出心不受穢故噫出之肺爲欬象金堅勁扣之有聲邪擊於肺故爲欬也肝爲語象木

枝條而形支別語宣委曲故出於肝脾爲吞象上包容物歸於内翕如皆受故爲吞也腎爲欠爲嚏象水下流上生雲霧氣鬱於胃故欠生焉太陽之氣和利而滿於心出於鼻則生嚏也胃爲氣逆爲噦爲恐以爲水穀之海腎與爲關關閉不利則氣逆而上行也以包容水穀性喜受寒寒穀相薄故爲噦也寒盛則噦起熱盛則恐生何者胃熱則腎氣微弱故爲恐也下文曰精氣并於腎則恐也大腸小腸爲泄下焦溢爲水大腸爲傳道之府小腸爲受盛之府受盛之氣既虛傳道之司不禁故爲泄利也下焦爲分注之所氣室不寫則溢而爲水膀胱不利爲癃不約爲遺溺膀胱爲津液之府水注由之然足三焦脉實約下焦而不通則不得小便足三焦脉虛不約下焦則遺溺也靈樞經曰足三焦者太陽之別也並太陽之正入絡膀胱約下焦實則閉癃虛則遺溺膽爲怒中正決斷無私無偏其性剛決故爲怒也六節藏象論曰凡十一藏取決於膽也是謂五病

五精所并精氣并於心則喜精氣謂火之精氣也肺虛而心精并之則爲喜靈樞經曰喜樂无極則傷魄魄爲肺神明心火并於肺金也并於肺則悲肝虛而肺氣并之則爲悲靈樞經曰悲哀動中則傷魂魂爲肝神明肺金并於肝木也并於肝則憂脾虛而肝氣并之則爲憂靈樞經曰愁憂不解則傷意意爲脾神明肝木并於脾土也

并於脾則畏一經云飢也胃虛而脾氣并之則爲畏畏謂畏懼也靈樞經曰恐懼而不解則傷精精爲腎神明脾土并於腎水也并於腎則恐心虛而腎氣并之則爲恐靈樞經曰怵惕思慮則傷神神爲心主明腎水并於心火也怵惕驚懼也此皆正氣不足而勝氣并之乃爲是矣故下文曰是謂五并虛而相并者也

五藏所惡心惡熱熱則脉潰濁肺惡寒寒則氣留滯肝惡風風則筋燥急脾惡濕濕則肉痿腫腎惡燥燥則精竭涸 新校正云按楊上善云若余則云肺惡燥今此肺惡寒腎惡燥者燥在於秋寒之始也寒在於冬燥之終也肺在於秋以肺惡寒之甚故言其終腎在於冬腎惡不甚故言其始也是謂五惡

五藏化液心爲汗泄於皮腠也肺爲涕潤於鼻竅也肝爲淚注於眼目也脾爲涎溢於脣口也腎爲唾生於牙齒也是謂五液

五味所禁辛走氣氣病無多食辛病謂力少不自勝也鹹走血血病無多食鹹苦走骨骨病無多食苦新校正云按皇甫士安云鹹先走腎此云走血

者腎合三焦血脉雖屬肝心而爲中焦之道故鹹入而走血也苦走心此云走骨者水火相濟骨氣通於心也甘走肉肉病無多食甘酸走筋筋病無多食酸是皆爲行其氣速故不欲多食多食則病甚故病者無多食也是謂五禁無令多食新校正云按太素五禁云肝病禁辛心病禁鹹脾病禁酸肺病禁苦腎病禁甘名此爲五裁楊上善云口嗜而欲食之不可多也必自裁之命曰五裁

五病所發陰病發於骨陽病發於血陰病發於肉骨肉陰靜故陽氣從之血脉陽動故陰氣乘之陽病發於冬陰病發於夏夏陽氣盛故陰病發於夏冬陰氣盛故陽病發於冬各隨其少也是謂五發

五邪所亂邪入於陽則狂邪入於陰則痺邪居於陽脉之中則四支熱盛故爲狂邪入於陰脉之內則六經凝泣而不通故爲痺搏陽則爲巔疾邪內搏於陽則脉流薄疾故爲上巔之疾搏陰則爲瘖邪內搏於陰則脉不流故令瘖不能言新校正云按難經云重陽者狂重陰者癲巢元方云邪入於陰則爲癲脉經云陰附陽則狂陽附

陰則癲孫思邈云邪入於陽則爲狂邪入於陰則爲血痺邪入於陽傳則爲癲
痓邪入於陰傳則爲痛瘖全元起云邪巳入陰復傳於陽邪氣盛腑藏受邪使
其氣不朝榮氣不復周身邪與正氣相擊發動爲癲疾邪巳入陽陽今
復傳於陰藏府受邪故不能言是勝正也諸家之論不同今具載之陽入
之陰則靜陰出之陽則怒隨所之而爲疾也之往也新校正云按全元起云陽入陰則爲靜出則爲怒
千金方云陽入於陰病靜陰出於陽病怒是謂五亂

五邪所見春得秋脉夏得冬脉長夏得春脉秋得夏
脉冬得長夏脉名曰陰出之陽病善怒不治是謂五
邪皆同命死不治新校正云按陰出之陽病善怒已見前條此再言之文義不倫必古文錯簡也

五藏所藏心藏神精氣之化成也靈樞經曰兩精相薄謂之神肺藏魄精氣之匡佐也靈樞經曰並精
而出入者謂之魄肝藏魂神氣之輔弼也靈樞經曰隨神而往來者謂之魂脾藏意記而不忘者也靈樞經曰心有
所憶謂之意腎藏志專意而不移者也靈樞經曰意之所存謂之志腎受五臟六腑之精元氣之本生成之根爲胃之關是以志能則命

通新校正云按楊上善云腎有二枚左爲腎藏志右爲命門藏精也是謂五藏所藏

五藏所主心主脉壅遏營氣應息而動也肺主皮包裹筋肉閉拒諸邪也肝主筋束絡機關隨神而運也脾主肉覆藏筋骨通行衛氣也腎主骨張筋化髓幹以立身也是謂五主

五勞所傷久視傷血勞於心也久臥傷氣勞於肺也久坐傷肉勞於脾也久立傷骨勞於腎也久行傷筋勞於肝也是謂五勞所傷

五脉應象肝脉弦耎虛而滑端直以長也心脉鉤如鉤之偃來盛去衰也脾脉代耎而弱也肺脉毛輕浮而虛如毛羽也腎脉石沈堅而搏如石之投也是謂五藏之脉

血氣形志篇第二十四

新校正云按全元起本此篇併在前篇王氏分出爲別篇

夫人之常數太陽常多血少氣少陽常少血多氣陽

明常多氣多血少陰常少血多氣厥陰常多血少氣太陰常多氣少血此天之常數（血氣多少此天之常數故用鍼之道常寫其多也　新校正云按甲乙經十二經水篇云陽明多血多氣刺深六分留十呼太陽多血多氣刺深五分留七呼少陽少血多氣刺深四分留五呼太陰多血少氣刺深三分留四呼少陰少血多氣刺深二分留三呼厥陰多血少氣刺深一分留二呼太陽太陰血氣多少與素問不同又陰陽二十五人形性血氣不同篇與素問同蓋皇甫疑而兩存之也）足太陽與少陰爲表裏少陽與厥陰爲表裏陽明與太陰爲表裏是爲足陰陽也手太陽與少陰爲表裏少陽與心主爲表裏陽明與太陰爲表裏是爲手之陰陽也今知手足陰陽所苦凡治病必先去其血乃去其所苦伺之所欲然後寫有餘補不足（先去其血謂見血脉盛滿獨異於常者乃去之不謂常刺則先去其血也）欲知背俞先度其兩乳間中

折之更以他草度去半已即以兩隅相拄也乃舉以度其背令其一隅居上齊脊大椎兩隅在下當其下隅者肺之俞也度謂度量也言以草量其乳間四分去一使斜與横等折為三隅以上隅齊脊大椎則兩隅下當肺俞也復下一度心之俞也謂以上隅齊脊三椎也復下一度左角肝之俞也右角脾之俞也復下一度腎之俞也是謂五藏之俞灸刺之度也靈樞經及中誥咸云肺俞在三椎之傍心俞在五椎之傍肝俞在九椎之傍脾俞在十一椎之傍腎俞在十四椎之傍尋此經草量之法則合度之人其初度兩隅之下約當肺俞再度兩隅之下約當心俞三度兩隅之下約當七椎七椎之傍乃膈俞之位此經云左角肝之俞右角脾之俞殊與中誥等經不同又四度則兩隅之下約當九椎九椎之傍乃肝俞也經云腎俞未究其源形樂志苦病生於脉治之以灸刺形謂身形志謂心志細而言之則七神殊守通而論之則約形志以為中外爾然形樂謂不甚勞役志苦謂結慮深思不甚勞役則筋骨平調結慮深思則榮衛乖否氣血不順故病生於脉焉夫盛寫虛補是灸刺之道猶當去其血絡而

後調之故上文曰凡治病必先去其血乃去其所苦伺之所欲然後寫有餘補不足則其義也形樂志樂病生於肉治之以鍼石志樂謂悅懌忘憂也然筋骨不勞心神悅懌則肉理相比氣道滿塡衛氣怫結故病生於肉也夫衛氣留滿以鍼寫之結聚膿血石而破之石謂石鍼則砭石也今亦以鈹鍼代之形苦志樂病生於筋治之以熨引形苦謂修業就役也然修業以爲就役而作一過其用則致勞傷勞用以傷故病生於筋熨謂藥熨引謂導引形苦志苦病生於咽嗌治之以百藥修業就役結慮深思憂則肝氣并於脾肝與膽合嗌爲之使故病生於嗌也宜明五氣篇曰精氣并於肝則憂奇病論曰肝者中之將也取決於膽咽爲之使也　新校正云按甲乙經咽嗌作困竭百藥作甘藥形數驚恐經絡不通病生於不仁治之以按摩醪藥驚則脈氣并恐則神不收脈併神游故經絡不通而爲不仁之病矣夫按摩者所以開通閉塞導引陰陽醪藥者所以養正祛邪調中理氣故方之爲用宜以此焉醪藥謂酒藥也不仁謂不應其用則瘰痺矣是謂五形志也刺陽明出血氣刺太陽出血惡氣刺少陽出氣惡血刺太陰出氣惡血刺少陰出

氣惡血刺厥陰出血惡氣也明前三陽三陰血氣多少之刺約也　新校正云按太素云刺陽明出血氣刺太陰出血氣楊上善注云陽明太陰雖為表裏其血氣俱盛故並寫血氣如是則太陰與陽明等俱為多血多氣前文太陰一云多血少氣二云多氣少血莫可的知詳太素血氣並寫之旨則二說俱未為得自與陽明同爾又此刺陽明一節宜續前寫有餘補不足下不當隔在草度法五形志後

重廣補注黃帝内經素問卷第七

玉機真藏論　漑古代切　㵵音愈　䐃渠殞切　瞀莫候切　三部九候論　歃所甲切飲血也　坰古螢切　蠕而勻切

經脈别論　跌仆音赴　罷極上音疲　如瀝下音歷　藏氣法時論　慧音惠　焠七内切　烄烏開切　䀮䀮音荒　臑内人朱切　宣明五氣論　翕音吸　啑音帝　窒陟栗切　凝泣澀　瘖讀作音　血氣形志論相杜

知庚切

錑

音鈹

重廣補注黃帝內經素問卷第八

啓玄子次注林億孫奇高保衡等奉敕校正孫兆重改誤

寶命全形論篇第二十五（新校正云按全元起本在第六卷名刺禁）

黃帝問曰天覆地載萬物悉備莫貴於人人以天地之氣生四時之法成（天以德流地以氣化德氣相合而乃生焉易曰天地絪縕萬物化醇此之謂也則假以温涼寒暑生長收藏四時運行而方成立）君王衆庶盡欲全形（貴賤雖殊然其寶命一矣故好生惡死者貴賤之常情也）形之疾病莫知其情留淫日深著於骨髓心私慮之

新校正云按太素慮作患余欲鍼除其疾病爲之奈何虛邪之中人微先見于色不知于身有形无形故莫知其情狀也留而不去淫衍日深邪氣襲虛故著於骨髓帝矜不度故請行其鍼　新校正云按別本不度作不庶岐伯對曰夫塩之味鹹者其氣令器津泄鹹謂塩之味苦浸淫而潤物者也夫鹹爲苦而生鹹從水而有水也潤下而苦泄故能令器中水津液潤滲泄焉凡虛中而受物者皆謂之器其於體外則謂陰囊其於身中所同則謂膀胱矣然以病配於五藏則心氣伏於腎中而不去乃爲是矣何者腎象水而味鹹心合火而味苦苦流汗液鹹走胞囊火爲水持故陰囊之外津潤如汗而滲泄不止也凡鹹之爲氣天陰則潤在土則浮在人則囊濕而皮膚剝起絃絶者其音嘶敗陰囊津泄而脉絃絶者診當言音嘶嗄敗易舊聲爾何者肝氣傷也肝氣傷則金本缺金本缺則肺氣不全肺主音聲故言音嘶嗄木敷者其葉發敷布也言木氣散布外榮於所部者其病當發於肺葉之中也何者以木氣發散故也平人氣象論曰藏眞散於肝肝又合木也病深者其聲噦噦謂聲濁惡也肺藏惡血故如是人有此三者是謂壞府府謂胷也以肺處胷中故也壞謂損壞其府而取病也抱朴子云仲景開胷以納赤餅由此則胷可啓之而取病矣三者謂脉弦絶肺葉發聲濁噦毒藥無治短鍼無取此皆絶

皮傷肉血氣爭黑病內潰於肺中故鍼藥無治外不在於經絡故鍼無取是以絕皮傷肉乃可攻之以惡血久與肺氣交爭故當血見而色黑也　新校正云詳岐伯之對與黃帝所問不相當別按太素云夫鹽之味鹹者其氣令器津泄絃絕者其音嘶敗木陳者其葉落病深者其聲噦人有此三者是謂壞府毒藥無治短鍼無取此皆絕皮傷肉血氣爭黑三字與此經不同而注意大異楊上善注云言欲知病微者須知其候鹽之在於器中津液洩於外見津而知鹽之有鹹也聲嘶知琴瑟之絃將絕葉落者知陳木之已盡舉此三物衰壞之徵以比聲噦識病深之候人有聲噦同三譬者是為府壞之候中府壞者病之深也其病既深故鍼藥不能取以其皮肉血氣各不相得故也再詳上善作此等注義方與黃帝上下問荅義相貫穿王氏解鹽鹹器津義雖淵微至於注絃絕音嘶木敷葉發殊不與帝問相協考之不若楊義之得多也

帝曰余念其痛心為之亂惑反甚其病不可更代百姓聞之以為殘賊為之柰何殘謂殘害賊謂損劫言恐涉於不仁致慊於黎庶也

岐伯曰夫人生於地懸命於天天地合氣命之曰人形假物成故生於地命惟天賦故懸於天德氣同歸故謂之人也靈樞經曰天之在我者德地之在我者氣德流氣薄而生者也然德者道之用氣者生之母也

人能應四時者天地

爲之父母人能應四時和氣而養生者天地恒畜養之故爲父母四氣調神大論曰夫四時陰陽者萬物之根本也所以聖人春夏養陽秋冬養陰以從其根故與萬物沉浮於生長之門也　知萬物者謂之天子知萬物之根本者天地常育養之故謂曰天之子　天有陰陽人有十二節節謂節氣外所以應十二月内所以主十二經脉也　天有寒暑人有虛實寒暑有盛衰之紀虛實表多少之殊故人以虛實應天寒暑也　能經天地陰陽之化者不失四時知十二節之理者聖智不能欺也經常也言能常應順天地陰陽之道而脩養者則合四時生長之宜能知十二節氣之所遷至者雖聖智亦不欺侮而奉行之也　能存八動之變五勝更立能達虛實之數者獨出獨入呿吟至微秋毫在目存謂心存達謂明達呿謂欠呿吟謂吟嘆秋毫在目言細必察也八動謂八節之風變動五勝謂五行之氣相勝立謂當其王時變謂氣至而變易知是三者則應效明著速猶影響皆神之獨出獨入亦非鬼靈能召遣也　新校正云按楊上善云呿謂露齒出氣

帝曰人生有形不離陰陽天地合氣別爲九野分爲

四時月有小大日有短長萬物並至不可勝量虛實呿吟敢問其方請說用鍼之意岐伯曰木得金而伐火得水而滅土得木而達金得火而缺水得土而絕萬物盡然不可勝竭達通也言物類雖不可竭盡而數要之皆如五行之氣而有勝負之性分爾故鍼有懸布天下者五黔首共餘食莫知之也言鍼之道有若高懸示人彰布於天下者五矣而百姓共知餘食咸棄𢦤之不務於本而崇乎末莫知眞要深在其中所謂五者次如下句新校正云按全元起本餘食作飽食注云人愚不解陰陽不知鍼之妙飽食終日莫能知其妙益又太素作飲食楊上善注云黔首共服用此道然不能得其意一曰治神專精其心不妄動亂也所以云手如握虎神无營於衆物蓋欲調治精神專其心也新校正云按楊上善云存生之道知此五者以爲攝養可得長生也魂神意魄志以爲神主故皆名神欲爲鍼者先須治神故人無悲哀動中則魂不傷肝得無病秋無難也無怵惕思慮則神不傷心得無病冬無難也無愁憂不解則意不傷脾得無病春無難也無喜樂不極則魄不傷肺得無病夏無難也無盛怒者則志不傷腎得無病季夏無難也是以五過不起於心則神清性明五神各安其藏則壽延遐筭也二曰

知養身知養已身之法亦如養人之道矣陰陽應象大論曰用鍼者以我知彼用之不殆此之謂也　新校正云按太素身作形楊上善云
飲食男女節之以限風寒暑濕攝之以時有異單豹外凋之害即內養形也實
慈恕以愛人和塵勞而不迹有殊張毅高門之傷即外養形也內外之養周備
則不求生而久生無期壽而長壽此則鍼布養形之極也玄元皇帝曰太上養
神其次養形詳王氏之注專治神養身於用鍼之際其說甚狹不若上善之說
爲優若必以此五者解爲用鍼之際則下
文知毒藥爲真王氏亦不專用鍼爲解也三曰知毒藥爲真毒藥攻邪順宜
而用正真之
道其在茲乎四曰制砭石小大古者以砭石爲鍼故不舉九鍼但言砭石爾當制其大小者隨病所宜而用之
新校正云按全元起云砭石者是古外治之法有三名一鍼石二砭石三鑱石
其實一也古來未能鑄鐵故用石爲鍼故名之鍼石言工必砥礪鋒利制其小
大之形與病相當黃帝造九鍼以代鑱石上古之治者
各隨方所宜東方之人多癰腫聚結故砭石生於東方五曰知府藏血
氣之診諸陽爲府諸陰爲藏故血氣形志篇曰太陽多血少氣少陽少血
多氣陽明多氣多血少陰少血多氣厥陰多血少氣太陰多氣少
血是以刺陽明出血氣刺太陽出血惡氣刺少陽出氣惡血刺太陰出
氣惡血刺少陰出氣惡血刺厥陰出血惡氣也精知多少則補寫萬全五法
俱立各有所先事宜則應者先用今末世之刺也虛者實之滿

者泄之此皆衆工所共知也若夫法天則地隨應而動和之者若響隨之者若影道無鬼神獨來獨往隨應而動言其効也若影若響言其近也夫如影之隨形響之應聲豈復有鬼神之召遣耶蓋由隨應而動之自得爾帝曰願聞其道岐伯曰凡刺之眞必先治神專其精神寂無動亂刺之眞要其在斯焉五藏已定九候已備後乃存鍼先定五藏之脉備循九候之診而有太過不及者然後乃存意於用鍼之法衆脉不見衆凶弗聞外內相得無以形先衆脉謂七診之脉衆凶謂五藏相乘外內相得言形氣相得也無以形先言不以已形之衰盛寒溫料病人之形氣使同於已也故下文曰可玩往來乃施於人玩謂玩弄言精熟也標本病傳論曰謹熟陰陽無與衆謀此其類也新校正云按此文出陰陽別論此云標本病傳論者誤也人有虛實五虛勿近五實勿遠至其當發間不容瞚人之虛實非其遠近而有之蓋由血氣一時之盈縮爾然其未發則如雲垂而視之可久至其發也則如電滅而指所不及遲速之殊有如此矣新校正云按甲

乙經瞋作瞋全元起本及太素作眴**手動若務鍼耀而勻**手動用鍼心如專務於一事也鍼經曰一其形聽其動靜而知邪正此之謂也鍼耀而勻謂鍼形光淨而上下勻平**靜意視義觀適之變是謂冥冥莫知其形**冥冥言血氣變化之不可見也故靜意視息以義斟酌觀所調適經脈之變易爾雖且鍼下用意精微而測量之猶不知變易形容誰爲其象也　新校正云按八正神明論云觀其冥冥者言形氣榮衛之不形於外而工獨知之以日之寒溫月之虛盛四時氣之浮沈參伍相合而調之工常先見之然而不形於外故曰觀於冥冥焉**見其烏烏見其稷稷從見其飛不知其誰**烏烏嘆其氣至稷稷嗟其已應言所鍼得失如從空中見飛鳥之往來豈復知其所使之元主耶是但見經脈盈虛而爲信亦不知其誰之所召遣爾**伏如橫弩起如發機**血氣之未應鍼則伏如橫弩之安靜其應鍼也則起如機發之迅疾

帝曰何如而虛何如而實言血氣既伏如橫弩起如發機然其虛實豈留呼而可爲準定耶虛實之形何如而約之

岐伯曰刺虛者須其實刺實者須其虛言要以氣至有効而爲約不必守息數而爲定法也**經氣已至慎守勿失**無變法而失經氣也**深淺在志遠**

近若一如臨深淵手如握虎神無營於衆物言精心專一也所鍼經脉雖深淺不同然其補寫皆如一俞之專意故手如握虎神不外營焉　新校正云按鍼解論云刺實須其虛者留鍼陰氣隆至乃去鍼也刺虛須其實者陽氣隆至鍼下熱乃去鍼也經氣已至慎守勿失者勿變更也深淺在志者知病之内外也遠近如一者深淺其候等也如臨深淵者不敢墮也手如握虎者欲其壯也神无營於衆物者靜志觀病人无左右視也

八正神明論篇第二十六

新校正云按全元起本在第二卷又與太素知官能篇大意同文勢小異

黄帝問曰用鍼之服必有法則焉今何法何則服事也法象也則準也約也岐伯對曰法天則地合以天光謂合日月星辰之行度帝曰願卒聞之岐伯曰凡刺之法必候日月星辰四時八正之氣氣定乃刺之候日月者謂候日之寒温月之空滿也星辰者謂先知二十八宿之分應水漏刻者也略而言之常以日加之於宿上則知人氣在太陽否日行一舍人氣在三陽與陰分矣細而言之從房至畢十四宿水下五十刻半日之度也從昴至心亦十四宿水下五十刻終日

之度也是故從房至畢者爲陽從昴至心者爲陰陽主晝陰主夜也凡日行一舍故水下三刻與七分刻之四也靈樞經曰水下一刻人氣在太陽水下二刻人氣在少陽水下三刻人氣在陽明水下四刻人氣在陰分水下不止氣行亦爾又曰日行一舍人氣行於身一周與十分身之八日行二舍人氣行於身三周與十分身之六日行三舍人氣行於身五周與十分身之四日行四舍人氣行於身七周與十分身之二日行五舍人氣行於身九周然日行二十八舍人氣亦行於身五十周與十分身之四由是故必候日月星辰也四時八正之氣者謂四時正氣八節之風來朝於太一者也謹候其氣之所在而刺之氣定乃刺之者謂八節之風氣靜定乃可以刺經脉調虛實也故曆忌云八節前後各五日不可刺灸凶是則謂氣未定故不可灸刺也　新校正云按八節風朝太一具天元玉冊中　是故天溫日明則人血淖液而衞氣浮故血易寫氣易行天寒日陰則人血凝泣而衞氣沉泣謂如水中居雪也　月始生則血氣始精衞氣始行月郭滿則血氣實肌肉堅月郭空則肌肉減經絡虛衞氣去形獨居是以因天時而調血氣也是以天寒無刺血凝泣而衞氣沉也天溫

無疑血淖液而氣易行也月生無寫月滿無補月郭空無治是謂得時而調之謂得天時也因天之序盛虛之時移光定位正立而待之候日遷移定氣所在南面正立待氣至而調之也故日月生而寫是謂藏虛血氣弱也　新校正云按全元起本藏作減藏當作減月滿而補血氣揚溢絡有留血命曰重實絡一爲經誤血氣盛也留一爲流非也月郭空而治是謂亂經陰陽相錯真邪不別沈以留止外虛內亂淫邪乃起氣失紀故淫邪起帝曰星辰八正何候岐伯曰星辰者所以制日月之行也制謂制度定星辰則可知日月行之制度矣略而言之周天二十八宿三十六分人氣行一周天凡一千八分周身十六丈二尺以應二十八宿合漏水百刻都行八百一十丈以分晝夜也故人十息氣行六尺日行二分二百七十息氣行十六丈二尺一周於身水下二刻日行二十分五百四十息氣行再周於身水下四刻日行四十分二千七百息氣行十周於身水下二十刻日行五宿二十分一萬三千五百息氣行五十周

於身水下百刻日行二十八宿也細而言之則常以一十周加之一分又十分分之六乃奇分盡矣是故星辰所以制日月之行度也　新校正云詳周天二十八宿至日行二十八宿也本靈樞文今具甲乙經中八正者所以候八風之虛邪以時至者也八正謂八節之正氣也八風者東方嬰兒風南方大弱風西方剛風北方大剛風東北方凶風東南方弱風西南方謀風西北方折風也虛邪謂乘人之虛而爲病者也以時至謂天應太一移居以八節之前後風朝中宮而至者也　新校正云詳太一移居風朝中宮義具天元玉冊四時者所以分春秋冬夏之氣所在以時調之也八正之虛邪而避之勿犯也四時之氣所在者謂春氣在經脈夏氣在孫絡秋氣在皮膚冬氣在骨髓也然觸冒虛邪動傷眞氣避而勿犯乃不病焉靈樞經曰聖人避邪如避矢石蓋以其能傷眞氣也以身之虛而逢天之虛兩虛相感其氣至骨入則傷五藏以虛感虛同氣而相應也工候救之弗能傷也候知而止故弗能傷之救止也故曰天忌不可不知也人忌於天故云天忌犯之則病故不可不知也帝曰善其法星辰者余聞之矣願聞法

往古者岐伯曰法往古者先知鍼經也驗於來今者先知日之寒温月之虛盛以候氣之浮沈而調之於身觀其立有驗也候氣不差故立有驗觀其冥冥者言形氣榮衛之不形於外而工獨知之明前篇靜意視義觀適之變是謂冥冥莫知其形也雖形氣榮衛不形見於外而工以心神明悟獨得知其衰盛焉善惡悉可明之　新校正云按前篇乃寶命全形論以日之寒温月之虛盛四時氣之浮沈參伍相合而調之工常先見之然而不形於外故曰觀於冥冥焉工所以常先見者何哉以守法而神通明也通於無窮者可以傳於後世也是故工之所以異也法著故可傳後世後世不絕則應用通於无窮矣以獨見知故工所以異於人也然而不形見於外故俱不能見也工異於粗者以粗俱不能見也視之無形嘗之無味故謂冥冥若神髣

髴言形氣榮衛不形於外以不可見故視无形嘗无味伏如横弩起如發機窈窈冥冥莫知元主謂如神運髣髴焉若如也虛邪者八正之虛邪氣也八正之虛邪謂八節之虛邪也以從虛之鄉來襲虛而入爲病故謂之八正虛邪正邪者身形若用力汗出腠理開逢虛風其中人也微故莫知其情莫見其形正邪者不從虛之鄉來也以中人微故莫知其情意莫見其形狀上工救其萌牙必先見三部九候之氣盡調不敗而救之故曰上工下工救其已成救其已敗救其已成者言不知三部九候之相失因病而敗之也義備離合眞邪論中知其所在者知診三部九候之病脉處而治之故曰守其門戶焉莫知其情而見邪形也三部九候爲候邪之門戶也守門戶故見邪形以中人微故莫知其情狀也帝曰余聞補寫未得其意岐伯曰寫必用方方

者以氣方盛也以月方滿也以日方溫也以身方定也以息方吸而內鍼乃復候其方吸而轉鍼乃復候其方呼而徐引鍼故曰寫必用方其氣而行焉（方猶正也寫邪氣出則眞氣流行矣）補必用員員者行也行者移也（行謂宣不行之氣令必宣行移謂移未復之脉俾其平復）刺必中其榮復以吸排鍼也（鍼入至血謂之中榮）故員與方非鍼也（所言方員者非謂鍼形正謂行移之義也）故養神者必知形之肥瘦榮衛血氣之盛衰血氣者人之神不可不謹養（神安則壽延神去則形弊故不可不謹養也）

帝曰妙乎哉論也合人形於陰陽四時虛實之應冥冥之期其非夫子孰能通之然夫子數言形與神何謂形何謂神願卒聞之（神謂神智通悟形謂形診可觀）岐伯

曰請言形形乎形目冥冥問其所病新校正云按甲乙經作捫其所痛義亦通索之於經慧然在前按之不得不知其情故曰形外隱其無形故目冥冥而不見內藏其有象故以診而可索於經也慧然在前按之不得言三部九候之中卒然逢之不可爲之期準也離合真邪論曰在陰與陽不可爲度從而察之三部九候卒然逢之早遏其路此其義也帝曰何謂神岐伯曰請言神神乎神耳不聞目明心開而志先慧然獨悟口弗能言俱視獨見適若昏昭然獨明若風吹雲故曰神耳不聞言神用之微密也目明心開而志先者言心之通如昏昧開卷目之見如氣翳闢明神雖內融志已先往矣慧然謂清爽也悟猶了達也慧然獨悟口弗能言者謂心中清爽而了達口不能宣吐以寫心也俱視獨見適若昏者歎見之異速也言與衆俱視我忽獨見適猶若昏昧爾既獨見了心眼昭然獨能明察若雲隨風卷曰麗天明至哉神乎妙用如是不可得而言也三部九候爲之原九鍼之論不必存也以三部九候經脉爲之本原則可通神悟之妙用若以九鍼之論僉議則其旨惟博其知彌遠矣故曰三部九候爲之原九鍼之論不必存也

離合眞邪論篇第二十七

新校正云按全元起本在第一卷名經合第二卷重出名眞邪論

黃帝問曰余聞九鍼九篇夫子乃因而九之九九八十一篇余盡通其意矣經言氣之盛衰左右傾移以上調下以左調右有餘不足補寫於榮輸余知之矣此皆榮衛之傾移虛實之所生非邪氣從外入於經也余願聞邪氣之在經也其病人何如取之奈何岐伯對曰夫聖人之起度數必應於天地故天有宿度地有經水人有經脈宿謂二十八宿度謂天之三百六十五度也經水者謂海水瀆水渭水湖水沔水汝水江水淮水漯水河水漳水濟水也以其內合經脈故名之經水焉經脈者謂手足三陰三陽之脈所以言者以內外參合人氣應通故言之也 新校正云按甲乙經云足陽明外合於海水內屬於胃足太陽外合於瀆水內屬膀胱足少陽外合於渭水內屬於膽足太陰外合於湖水內屬於脾足厥陰外合於沔水內屬於肝足

（少陰外合於汝水内屬於腎手陽明外合於江水内屬於大腸手太陽外合於淮水内屬於小腸手少陽外合於漯水内屬於三焦手太陰外合於河水内屬於肺手心主外合於漳水内屬於心包手少陰外合於濟水内屬於心）天地温和則經水安靜天寒地凍則經水凝泣天暑地熱則經水沸溢卒風暴起則經水波涌而隴起（人經脈亦應之）夫邪之入於脉也寒則血凝泣暑則氣淖澤虛邪因而入客亦如經水之得風也經之動脉其至也亦時隴起其行於脉中循循然（循循然順動貌言隨順經脈之動息因循呼吸之往來但形狀或異耳循循一爲輴輴）其至寸口中手也時大時小大則邪至小則平其行無常處（大謂大常平之形診小者非細小之謂也以其比大則謂之小若無大以比則自是平常之經氣爾然邪氣者因其陰氣則入陰經因其陽氣則入陽脉故其行無常處也）在陰與陽不可爲度（以隨經脈之流運也）從而察之三部九候卒然逢

之早遏其路〔逢謂逢遇遏謂遏絶三部之中九候之位卒然逢遇當按而止之即而寫之逕路既絶則大邪之氣無能爲也所謂瀉者如下文云〕吸則内鍼無令氣忤靜以久留無令邪布吸則轉鍼以得氣爲故候呼引鍼呼盡乃去大氣皆出故命曰寫〔按經之旨先補真氣乃寫其邪也何以言之下文補法呼盡内鍼靜以久留此段寫法吸則内鍼又靜以久留然呼盡則次其吸吸至則不兼呼内鍼之候既同久留之理復一則先補之義昭然可知鍼經云寫曰迎之迎之意必持而内之放而出之排陽出鍼疾氣得泄補曰隨之隨之意若忘之若行若悔如蚊虻止如留如還則補之必久留也所以先補者真氣不足鍼乃寫之則經脉不滿邪氣無所排遣故先補真氣令足後乃寫出其邪矣引謂引出去謂離穴候呼而引至其門呼盡而乃離穴户則經氣審以平定邪氣無所勾留故大邪之氣隨鍼而出也呼謂氣出吸謂氣入轉謂轉動也大氣謂大邪之氣錯亂陰陽者也〕帝曰不足者補之柰何岐伯曰必先捫而循之切而散之推而按之彈而怒之抓而下之通而取之外引其門以閉其神〔捫循謂手摸切謂指按也捫而循之欲氣舒緩切而散之使經脉宣散推而按

之排蹙其皮也彈而怒之使脈氣䐜滿也抓而下之置鍼準也通而取之以常法也外引其門以閉其神則推而按之者也謂蹙按穴外之皮令當應鍼之處針已放去則不破之皮蓋其所刺之門門不閉則神氣內守故云以閉其神也經調論曰外引其皮令當其門戶又曰推闔其門令神氣存此之謂也　新校正云按王引調經論文今詳非本論之文傍見甲乙經鍼道篇又曰巳下乃當篇之文也 呼盡內鍼靜以久留以氣至爲故 呼盡內鍼亦同吸也言必以氣至而爲去鍼之故不以息之多數而便去鍼也鍼經曰刺之而氣不至無問其數刺之氣至去之勿復鍼此之謂也無問息數以爲遲速之約要當以氣至而鍼去不當以鍼下氣未至而鍼出乃更爲也 如待所貴不知日暮 謂人事於候氣也暮晚也 其氣以至適而自護 適調適也護慎守也言氣已平調則當慎守勿令改變使疾更生也鍼經曰經氣已至慎守勿失此其義也所謂慎守常如下說　新校正云詳于引鍼經之言乃素問寶命全形論文兼見于鍼解論耳 候吸引鍼氣不得出各在其處推闔其門令神氣存大氣留止故命曰補 正言也外門已閉神氣復存候吸引鍼大氣不泄補之爲義斷可知焉然此大氣謂大經之氣流行榮衛者 帝曰候氣奈何 謂候可取之氣也 岐伯曰夫邪去絡

入於經也舍於血脉之中 繆刺論曰邪之客於形也必先舍於皮毛留而不去入舍於孫脉留而不去入舍於絡脉留而不去入舍於經脉故云去絡入於經也 其寒溫未相得如涌波之起也 時來時去故不常在 以周遊於十六丈二尺經脉之分故不常在所候之處 故曰方其來也必按而止之止而取之無逢其衝而寫之 衝謂應水刻數之平氣也靈樞經曰水下一刻人氣在太陽水下二刻人氣在少陽水下三刻人氣在陽明水下四刻人氣在陰分然氣在太陽則太陽獨盛氣在少陽則少陽獨盛夫見獨盛者便謂邪來以鍼寫之則反傷眞氣故下文曰 眞氣者經氣也經氣太虛故曰其來不可逢此之謂也 經氣應刻乃謂爲邪工若寫之則深誤也故曰其來不可逢 故曰候邪不審大氣已過寫之則眞氣脫脫則不復邪氣復至而病益蓄 不悟其邪反誅無罪則眞氣泄脫邪氣復侵經氣大虛故病彌蓄積 故曰其往不可追此之謂也 已隨經脉之流去不可復追召使還 不可挂以髮者待邪之

至時而發鍼寫矣言輕微而有尚且知之況若涌波不知其至也若先若後者血氣已盡其病不可下言不可取而取失時也　新校正云按全元起本作血氣已虛盡字當作虛字此字之誤也故曰知其可取如發機不知其取如扣椎故曰知機道者不可掛以髮不知機者扣之不發此之謂也機者動之微言貴知其微也帝曰補寫奈何岐伯曰此攻邪也疾出以去盛血而復其眞氣視有血者乃取之此邪新客溶溶未有定處也推之則前引之則止逆而刺之溫血也言邪之新客未有定居推鍼補之則隨補而前進若引鍼致之則隨引而留止也若不出盛血而反溫之則邪氣內勝反增其害故下文曰刺出其血其病立已帝曰善然眞邪以合波隴不起候之柰何岐伯曰審捫循三部九候之盛虛而調之盛者寫之虛者補之不盛不虛以經

取之則其法也察其左右上下相失及相減者審其病藏以期之氣之在陰則候其氣之在於陰分而刺之氣之在陽則候其氣之在於陽分而刺之是謂逢時靈樞經曰水下一刻人氣在太陽水下四刻人氣在陰分也積刻不已氣亦隨在周而復始故審其病藏以期其氣而刺之不知三部者陰陽不別天地不分地以候地天以候天人以候人調之中府以定三部故曰刺不知三部九候病脉之處雖有大過且至工不能禁也禁謂禁止也然候邪之處尚未能知豈復能禁止其邪氣耶誅罰無過命曰大惑反亂大經眞不可復用實爲虛以邪爲眞用鍼無義反爲氣賊奪人正氣以從爲逆榮衛散亂眞氣已失邪獨内著絶人長命予人天殃不知三部九候故不能久長識非精辨學未該明且亂大經又爲氣賊動爲殘害安可久乎因不知合之

四時五行因加相勝釋邪攻正絕人長命非惟昧三部九候之爲弊若不知四時五行之氣序亦足以殞絕其生靈也邪之新客來也未有定處推之則前引之則止逢而寫之其病立已再言之者其法必然

通評虛實論篇第二十八新校正云按全元起本在第四卷

黃帝問曰何謂虛實岐伯對曰邪氣盛則實精氣奪則虛奪謂精氣減少如奪去也帝曰虛實何如言五藏虛實之大體也岐伯曰氣虛者肺虛也氣逆者足寒也非其時則生當其時則死非時謂年直之前後也當時謂正直之年也餘藏皆如此五藏同帝曰何謂重實岐伯曰所謂重實者言大熱病氣熱脉滿是謂重實帝曰經絡俱實何如何以治之岐伯曰經絡皆實是

寸脉急而尺緩也皆當治之故曰滑則從濇則逆也脉急謂脉口也夫虛實者皆從其物類始故五藏骨肉滑利可以長久也物之生則滑利物之死則枯濇故濇爲逆滑爲從從謂順也帝曰絡氣不足經氣有餘何如岐伯曰絡氣不足經氣有餘者脉口熱而尺寒也秋冬爲逆春夏爲從治主病者春夏陽氣高故脉口熱尺中寒爲順也十二經十五絡各隨左右而有太過不足工當尋其至應以施鍼艾故云治主其病者也帝曰經虛絡滿何如岐伯曰經虛絡滿者尺熱滿脉口寒濇也此春夏死秋冬生也秋冬陽氣下故尺中熱脉口寒爲順也帝曰治此者奈何岐伯曰絡滿經虛灸陰刺陽經滿絡虛刺陰灸陽以陰分主絡陽分主經故爾

帝曰何謂重虛此反問前重實也岐伯曰脉氣上虛尺虛是謂

重虛 言尺寸脉俱虛 新校正云按甲乙經作脉虛氣虛尺虛是謂重虛此少一虛字多一上字王注言尺寸脉俱虛則不兼氣虛也詳前熱病氣熱脉滿爲重實此脉虛氣虛尺虛爲重虛是脉與氣俱實爲重實俱虛爲重虛不但尺寸俱虛爲重虛也 帝曰何以治之岐伯曰所謂氣虛者言無常也尺虛者行步恇然 寸虛則脉動無常尺虛則行步恇然不足 新校正云按楊上善云氣虛者膻中氣不定也王謂寸虛則脉動無常非也 脉虛者不象陰也 不象太陰之候也何以言之氣口者脉之要會手太陰之動也 如此者滑則生濇則死也

帝曰寒氣暴上脉滿而實何如 言氣熱脉滿已謂重實滑則從濇則逆令氣寒脉滿亦可謂重實乎其於滑濇生死逆從何如 岐伯曰實而滑則生實而逆則死 逆謂濇也 新校正云詳王氏以逆爲濇大非古文簡略辭多互文上言滑而下言逆舉滑則從可知言逆則濇可見非謂逆爲濇也

帝曰脉實滿手足寒頭熱何如岐伯曰春秋則生冬夏則死 大略言之夏手足寒非病也是夏行冬令夏得則冬死冬脉實滿頭熱亦非病也是冬行夏令冬得則夏亡反冬夏以言之則皆不死春秋得之是病故生死皆在時之孟月也

脉浮而濇濇而身有熱者死新校正云按甲乙經移續於此舊在後帝曰形度骨度脉度筋度何以知其度也下對問義不相類王氏頗知其錯簡而不知皇甫士安嘗移附此也今去後條移從於此帝曰其形盡滿何如岐伯曰其形盡滿者脉急大堅尺濇而不應也形盡滿謂四形藏盡滿也新校正云按甲乙經太素濇作滿如是者故從則生逆則死帝曰何謂從則生逆則死岐伯曰所謂從者手足溫也所謂逆者手足寒也帝曰乳子而病熱脉懸小者何如懸謂如懸物之動也岐伯曰手足溫則生寒則死新校正云按太素无手字楊上善云足溫氣下故生足寒氣不下者逆而致死帝曰乳子中風熱喘鳴肩息者脉何如岐伯曰喘鳴肩息者脉實大也緩則生急則死緩謂如縱緩急謂如弦張之急非往來之緩急也正理傷寒論曰緩則中風故乳子中風脉緩則生急則死帝曰腸澼便血何如

岐伯曰身熱則死寒則生熱爲血敗故死寒爲榮氣在故生也帝曰腸澼下白沫何如岐伯曰脉沉則生脉浮則死陰病而見陽脉與證相反故死帝曰腸澼下膿血何如岐伯曰脉懸絶則死滑大則生帝曰腸澼之屬身不熱脉不懸絶何如岐伯曰滑大者曰生懸濇者曰死以藏期之肝見庚辛死心見壬癸死肺見丙丁死腎見戊己死脾見甲乙死是謂以藏期之帝曰癲疾何如岐伯曰脉搏大滑久自已脉小堅急死不治脉小堅急爲陰陽病而見陰脉故死不治新校正云按巢元方云脉沉小急實死不治小牢急亦不可治帝曰癲疾之脉虚實何如岐伯曰虚則可治實則死以反證故帝曰消癉虚實何如岐伯曰脉實大病久可治脉懸小堅病久不可治久病血氣衰脉不當實大故不可治新校正云詳經言實大病久可治注意以爲

不可治按甲乙經太素全元起本並云可治又按巢元方云脉數大者生細小浮者死又云沉小者生實牢大者死 帝曰形度骨度脉度筋度何以知其度也 形度具三備經筋度脉度骨度並具在靈樞經中此問亦合在彼經篇首錯簡也一經以此問爲逆從論首非也 帝曰春亟治經絡夏亟治經俞秋亟治六府冬則閉塞閉塞者用藥而少鍼石也 亟猶急也閉塞謂氣之門戶閉塞也 所謂少鍼石者非癰疽之謂也 冬月雖氣門閉塞然癰疽氣烈內作大膿不急寫之則爛筋腐骨故雖冬月亦宜鍼石以開除之 癰疽不得頃時回 所以癰疽之病冬月猶得用鍼石者何此病頃時回轉之間過而不寫則內爛筋骨穿通藏府 癰不知所按之不應手乍來乍已刺手太陰傍三痏與纓脉各二 但覺似有癰疽之候不的知發在何處故按之不應手也乍來乍巳言不定痛於一處也手太陰傍足陽明脉謂胃部氣戶等六穴之分也纓脉亦足陽明脉也近纓之脉故曰纓脉纓謂冠帶也以有左右故云各二 掖癰大熱刺足少陽五刺而熱不止刺手心主三刺手太陰

經絡者大骨之會各三大骨會肩也謂肩貞穴在肩髃後骨解間陷者中暴癰筋緛隨分而痛䰟汗不盡胞氣不足治在經俞癰若暴發隨脉所過筋怒緛急肉分中痛汗液滲泄如不盡兼胞氣不足者悉可以本經脉穴俞補寫之　新校正云按此二條舊散在篇中今移使相從腹暴滿按之不下取手太陽經絡者胃之募也太陽爲手太陽也手太陽太陽經絡之所生故取中脘穴即胃之募也中誥曰中脘胃募也居蔽骨與齊中手太陽少陽足陽明脉所生故云經絡者胃募也　新校正云按甲乙經云取太陽經絡血者則已無胃之募也等字又楊上善注云足太陽其說各不同未知孰是少陰俞去脊椎三寸傍五用員利鍼謂取足少陰俞外去脊椎三寸兩傍穴各五痏也少陰俞謂第十四椎下兩傍腎之俞也　新校正云按甲乙經云用員利鍼刺已如食頃久立已必視其經之過於陽者數刺之霍亂刺俞傍五霍亂者取少陰俞傍志室穴新校正云按楊上善云刺上霍亂輸傍五取之足陽明及上傍三足陽明言胃俞也取胃俞兼取少陰俞外兩傍向上第二穴則胃倉穴也刺癇驚脉五謂陽陵泉在膝上外陷者中也鍼手太陰各五刺經太陽五刺

手少陰經絡傍者一足陽明一上踝五寸刺三鍼經太陽謂足太陽也手太陰五謂魚際穴在手大指本節後內側散脈經太陽五謂承山穴在足腨腸下分肉間陷者中也手少陰經絡傍者謂支正穴在腕後同身寸之五寸骨上廉內分間手太陽絡別走少陰者足陽明一者謂解谿穴在足腕上陷者中也上踝五寸謂足少陽絡光明穴按內經明堂中誥圖經悉主霍亂各具明文　新校正云按別本注云悉不主霍亂未詳所謂又按甲乙經太素刺癇驚脉五至此爲刺驚癇王注爲刺霍亂者王注非也　凡治消癉仆擊偏枯痿厥氣滿發逆肥貴人則高梁之疾也隔塞閉絶上下不通則暴憂之病也暴厥而聾偏塞閉不通內氣暴薄也不從內外中風之病故瘦留著也蹠跛寒風濕之病也消謂內消癉謂伏熱厥謂氣逆高高膏也梁粱字也蹠謂足也夫肥者令人熱中甘者令人中滿故熱氣內薄發爲消渴偏枯氣滿逆也逆者謂違背常候與平人異也然愁憂者氣閉塞而不行故隔塞否閉氣脉斷絶而上下不通也氣固於內則大小便道偏不得通泄也何者藏府氣不化禁固而不宜散故爾也外風中人伏藏不去則陽氣內受爲熱外燔肌肉消爍故留薄肉分消瘦而皮膚

著於筋骨也濕勝於足則筋不利寒勝於足則攣急風濕寒勝則衛氣結聚衛氣結聚則肉痛故足跛而不可履也黃帝曰黃疸暴痛癲疾厥狂久逆之所生也五藏不平六府閉塞之所生也頭痛耳鳴九竅不利腸胃之所生也足之三陽從頭走足然久厥逆而不下行則氣怫積於上焦故爲黃疸暴痛癲狂氣逆矣食飲失宜吐利過節故六府閉塞而令五藏之氣不和平也腸胃否塞則氣不順序氣不順序則上下中外互相勝負故頭痛耳鳴九竅不利也

太陰陽明論篇第二十九新校正云按全元起本在第四卷

黃帝問曰太陰陽明爲表裏脾胃脈也生病而異者何也脾胃藏府皆合於土病生而異故問不同岐伯對曰陰陽異位更虛更實更逆更從或從內或從外所從不同故病異名也脾藏爲陰胃府爲陽陽脈下行陰脈上行陽脈從外陰脈從內故言所從不同病異名也新校正云按楊上善云春夏陽明爲實太陰爲虛秋冬太陰爲實陽明

爲虛即更實更虛也春夏太陰爲逆陽明爲從秋冬陽明爲逆太陰爲從即更逆更從也帝曰願聞其異狀也岐伯曰陽者天氣也主外陰者地氣也主内是所謂陰陽異位也故陽道實陰道虛是所謂更實更虛也故犯賊風虛邪者陽受之食飲不節起居不時者陰受之是所謂或從内或從外也陽受之則入六府陰受之則入五藏入六府則身熱不時臥上爲喘呼入五藏則䐜滿閉塞下爲飧泄久爲腸澼是所謂所從不同病異名也故喉主天氣咽主地氣故陽受風氣陰受濕氣同氣相求爾故陰氣從足上行至頭而下行循臂至指端陽氣從手上行至頭而下行至足是所謂更逆更從也靈樞經曰手之三陰從藏走手手之三陽從手走頭足之三陽從頭走足足之三陰從足走腹所行而異故更逆更從也故曰陽病者上行極

而下陰病者下行極而上此言其大凡爾然足少陰脉下行則不同諸陰之氣也故傷於風者上先受之傷於濕者下先受之陽氣炎上故受風陰氣潤下故受濕蓋同氣相合爾帝曰脾病而四支不用何也岐伯曰四支皆稟氣於胃而不得至經新校正云按太素至經作徑至楊上善云胃以水穀資四支不能徑至四支要因於脾得水穀津液營衛於四支必因於脾乃得稟也脾氣布化水穀精液四支乃得以稟受也今脾病不能爲胃行其津液四支不得稟水穀氣氣日以衰脉道不利筋骨肌肉皆無氣以生故不用焉帝曰脾不主時何也肝主春心主夏肺主秋腎主冬四藏皆有正應而脾無正主也岐伯曰脾者土也治中央常以四時長四藏各十八日寄治不得獨主於時也脾藏者常著胃土之精也土者生萬物而法天

地故上下至頭足不得主時也治主也著謂常約著於胃也土氣於四時之中各於季終寄王十八日則五行之氣各王七十二日以終一歲之日矣外主四季則在人內應於手足也帝曰脾與胃以膜相連耳新校正云按太素作以募相逆揚上善云脾陰胃陽脾內胃外其位各異故相逆也而能爲之行其津液何也岐伯曰足太陰者三陰也其脉貫胃屬脾絡嗌故太陰爲之行氣於三陰陽明者表也胃是脾之表也五藏六府之海也亦爲之行氣於三陽藏府各因其經而受氣於陽明故爲胃行其津液四支不得稟水穀氣日以益衰陰道不利筋骨肌肉無氣以生故不用焉又復明脾主四支之義也

陽明脉解篇第三十

新校正云按全元起本在第三卷

黄帝問曰：足陽明之脉病，惡人與火，聞木音則惕然而驚，鐘鼓不爲動，聞木音而驚，何也？願聞其故。（前篇言六府則身熱不時卧上爲喘呼，然陽明者胃脉也，今病不如前篇之言，而反聞木音而驚，故問其異也）岐伯對曰：陽明者，胃脉也；胃者，土也。故聞木音而驚者，土惡木也。（陰陽書曰：木剋土，故土惡木也）帝曰：善。其惡火何也？岐伯曰：陽明主肉，其脉（新校正云：按甲乙經脉作肌）血氣盛，邪客之則熱，熱甚則惡火。帝曰：其惡人何也？岐伯曰：陽明厥則喘而惋，惋則惡人。（惋熱内鬱，故惡人耳。新校正云：按脉解云欲獨閉戸牖而處，何以陰陽相搏，陽盡陰盛，故獨閉戸牖而處）帝曰：或喘而死者，或喘而生者，何也？岐伯曰：厥逆連藏則死，連經則生。（經謂經脉，藏謂五神藏，所以連藏則死者，神去故也）帝曰：善。病甚則棄衣而走，登高而歌，或至不食數日踰垣上屋所上之處皆非其素所能也病反能者何也素本也踰垣謂蓋牆也怪其稍異於常歧伯曰四支者諸陽之本也陽盛則四支實實則能登高也陽受氣於四支故四支爲諸陽之本也新校正云按脈解云陰陽爭而外并於陽帝曰其棄衣而走者何也棄不用也歧伯曰熱盛於身故棄衣欲走也帝曰其妄言罵詈不避親踈而歌者何也歧伯曰陽盛則使人妄言罵詈不避親踈而不欲食不欲食故妄走也足陽明胃脈下膈屬胃絡脾足太陰脾脈入腹屬脾絡胃上膈俠咽連舌本散舌下故病如是

重廣補注黃帝内經素問卷第八

寶命全形論 嗄所嫁切 呿吟上丘伽切 黅音鉗 蘖蔑音滅 容 䐜音寅
八正神明論 髣髴上音微下音弗 離合眞邪論 輴徐倫切 蚊
虻武庚切 捫音門 抓側交切 溶音容 通評虛實論 恇去王切 痟榮美
切 蹠之石切 太陰陽明論 閉塞蘇則切 陰陽脉解論 悗
烏貫切 踰音于

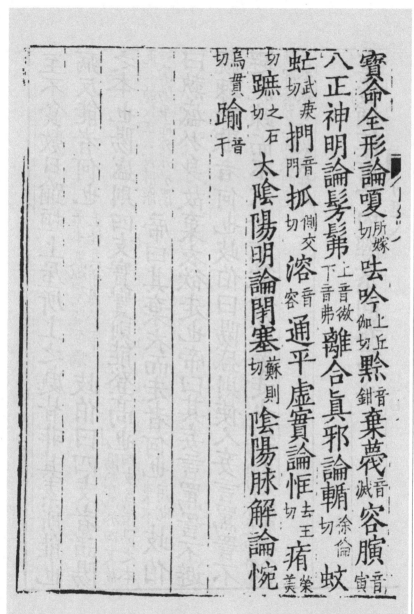

重廣補注黃帝内經素問卷第九

啓玄子次註林億孫奇高保衡等奉敕校正孫兆重改誤

熱論　刺熱篇

評熱病論　逆調論

熱論篇第三十一 新校正云按全元起本在第五卷

黃帝問曰今夫熱病者皆傷寒之類也或愈或死其死皆以六七日之閒其愈皆以十日以上者何也不知其解願聞其故 寒者冬氣也冬時嚴寒萬類深藏君子固密不傷於寒觸冒之者乃名傷寒其傷於四時之氣皆能為病以傷寒為毒者最乘殺厲之氣中而即病名曰傷寒不即病者寒毒藏於肌膚至夏至前變為溫病夏至後變為熱病然其發起皆為傷寒致之故曰熱病者皆傷寒之類也　新校正云按傷寒論云至春變為溫病至夏變為暑病與王注異王注本素問為說傷寒論本陰陽大論為說故此不同　岐伯

對曰巨陽者諸陽之屬也巨大也太陽之氣經絡氣血榮衛於身故諸陽氣皆所宗屬其脉連於風府風府穴名也在項上入髮際同身寸之一寸宛宛中是故爲諸陽主氣也足太陰脉浮氣之在頭中者凡五行故統主諸陽之氣人之傷於寒也則爲病熱熱雖甚不死寒毒薄於肌膚陽氣不得散發而内怫結故傷寒者反爲病熱其兩感於寒而病者必不免於死藏府相應而俱受寒謂之兩感帝曰願聞其狀謂非兩感者之形證岐伯曰傷寒一日巨陽受之三陽之氣太陽脉浮脉浮者外在於皮毛故傷寒一日太陽先受之故頭項痛腰脊强上文云其脉連於風府略言也細而言之者足太陽脉從巔入絡腦還出别下項循肩髆内俠脊抵腰中故頭項痛腰脊强新校正云按甲乙經及太素作頭項與腰脊皆痛二日陽明受之以陽感熱同氣相求故自太陽入陽明也陽明主肉其脉俠鼻絡於目故身熱目疼而鼻乾不得卧也身熱者以肉受邪胃中熱煩故不得卧餘隨脉絡之所生也三日少陽受之少陽主膽新校正云按全元起本膽作骨元起注云少陽者肝之表肝候筋筋會於骨是

少陽之氣所榮故言主於骨甲乙經太素等並作骨其脉循脇絡於耳故胷脇痛而耳聾三陽經絡皆受其病而未入於藏者故可汗而已以病在表故可汗也新校正云按全元起云藏作府元起注云傷寒之病始入於皮膚之腠理漸勝於諸陽而未入府故須汗發其寒熱而散之太素亦作府四日太陰受之陽極而陰受也太陰脉布胃中絡於嗌故腹滿而嗌乾五日少陰受之少陰脉貫腎絡於肺繫舌本故口燥舌乾而渴六日厥陰受之厥陰脉循陰器而絡於肝故煩滿而囊縮三陰三陽五藏六府皆受病榮衛不行五藏不通則死矣死猶澌也言精氣皆澌也是故其死皆病六七日間者以此也其不兩感於寒者七日巨陽病衰頭痛少愈邪氣漸退經氣漸和故少愈八日陽明病衰身熱少愈九日少陽病衰耳聾微聞十日太陰

病衰腹減如故則思飲食十一日少陰病衰渴止不滿舌乾已而嚏十二日厥陰病衰囊縱少腹微下大氣皆去病日已矣大氣謂大邪之氣也是故其愈皆病十日已上者以此也帝曰治之柰何岐伯曰治之各通其藏脉病日衰已矣其未滿三日者可汗而已其滿三日者可泄而已此言表裏之大體也正理傷寒論曰脉大浮數病爲在表可發其汗脉細沈數病在裏可下之由此則雖日過多但有表證而脉大浮數猶宜發汗日數雖少即有裏證而脉沈細數猶宜下之正應隨脉證以汗下之帝曰熱病已愈時有所遺者何也邪氣衰去不盡如遺之在人也岐伯曰諸遺者熱甚而強食之故有所遺也若此者皆病已衰而熱有所藏因其穀氣相薄兩熱相合故有所遺也帝曰善治遺柰何岐伯曰視其虛實調其逆從

可使必已矣審其虛實而補寫之則必已帝曰病熱當何禁之岐伯曰病熱少愈食肉則復多食則遺此其禁也是所謂戒食勞也熱雖少愈猶未盡除脾胃氣虛故未能消化肉堅食駐故熱復生復謂復舊病也帝曰其病兩感於寒者其脉應與其病形何如岐伯曰兩感於寒者病一日則巨陽與少陰俱病則頭痛口乾而煩滿新校正云按傷寒論云煩滿而渴二日則陽明與太陰俱病則腹滿身熱不欲食譫言譫言謂妄謬而不次也新校正云按楊上善云多言也三日則少陽與厥陰俱病則耳聾囊縮而厥水漿不入不知人六日死巨陽與少陰爲表裏陽明與太陰爲表裏少陽與厥陰爲表裏故兩感寒氣同受其邪帝曰五藏已傷六府不通榮衛不行如是之後三日乃死何也岐伯曰陽明者十二經脉之長也其血氣

盛故不知人三日其氣乃盡故死矣以上承氣海故三日氣盡乃死凡病傷寒而成温者先夏至日者為病温後夏至日者為病暑暑當與汗皆出勿止此以熱多少盛衰而為義也陽熱未盛為寒所制故為病曰温陽熱大盛寒不能制故為病曰暑然暑病者當與汗之令愈勿反止之令其甚也　新校正云按凡病傷寒已下全元起本在奇病論中王氏移於此楊上善云冬傷於寒輕者夏至以前發為温病冬傷於寒甚者夏至以後發為暑病

刺熱篇第三十二新校正云按全元起本在第五卷

肝熱病者小便先黃腹痛多卧身熱肝之脉環陰器抵少腹而上故小便不通先黃腹痛多卧也寒薄生熱身故熱焉　熱爭則狂言及驚脇滿痛手足躁不得安卧經絡雖已受熱而神藏猶未納邪邪正相薄故云爭也餘爭同之又肝之脉從少腹上俠胃貫鬲布脇肋循喉嚨之後絡舌本故狂言脇滿痛也肝性靜而主驚駭故病則驚手足躁擾卧不得安　庚辛甚甲乙大汗氣逆則庚辛死肝主

木庚辛爲金金剋木故甚死於庚辛也甲乙爲木故大汗於甲乙刺足厥陰少陽厥陰肝脉少陽膽脉其逆則頭痛員員脉引衝頭也肝之脉自舌本循喉嚨之後上出額與督脉會於巔故頭痛員員然脉引衝於頭中也員員謂似急也心熱病者先不樂數日乃熱夫所以任治於物者謂心病氣入於經絡則神不安治故先不樂數日乃熱也熱爭則卒心痛煩悶善嘔頭痛面赤無汗心手少陰脉起於心中其支別者從心系上俠咽小腸之脉直行者循咽下鬲抵胃其支別者從缺盆循頸上頰至目外眥故卒心痛煩悶善嘔頭痛面赤也心在液爲汗今病熱故無汗以出　新校正云按甲乙經外眥作兊眥王注厥論亦作兊眥外當作兊壬癸甚丙丁大汗氣逆則壬癸死心主火壬癸爲水水滅火故甚死於壬癸也丙丁爲火故大汗於丙丁氣逆之證經闕其文刺手少陰太陽少陰心脉太陽小腸脉脾熱病者先頭重頰痛煩心顏青欲嘔身熱胃之脉起於鼻交頞中下循鼻外入上齒中還出俠口環脣下交承漿却循頤後下廉出大迎循頰車上耳前過客主人循髮際至額顱故先頭重頰痛顏青也脾之脉支別者復從胃別上鬲注心中其直行者上鬲俠咽故煩心欲嘔而身熱也　新校正云按甲乙經太素云脾熱病者先頭重顏痛無顏青二字也熱爭

則䯌痛不可用俛仰腹滿泄兩頷痛胃之脉支別者起胃下口循腹裏下至氣街中

而合以下髀氣街者腰之前故腰痛也脾之脉入腹屬脾絡胃又胃之脉自交承漿却循頤後下廉出大迎循頰車故腹滿泄而兩頷痛甲乙甚

戊巳大汗氣逆則甲乙死脾主土甲乙為木木伐土故甚死於甲乙也戊巳為土故大汗於戊巳氣逆之證

經所未論刺足太陰陽明太陰脾脉陽明胃脉　新校正云按甲乙經熱病下篇云病先頭重顏痛煩心身熱熱爭則腰痛不可用

俛仰腹滿兩頷痛甚暴泄善飢而不欲食善噫熱中足清腹脹食不化善嘔泄有膿血苦嘔無所出先取三里後取太白章門肺熱病者

先淅然厥起毫毛惡風寒舌上黃身熱肺主皮膚外養於毛故熱中之則先淅然惡風

寒起毫毛也肺之脉起於中焦下絡大腸還循胃口今肺熱入胃胃熱上升故舌上黃而身熱熱爭則喘欬痛走胷

膺背不得大息頭痛不堪汗出而寒肺居鬲上氣主胷膺復在變動為欬又藏氣而

主呼吸背復為胷中之府故喘欬痛走胷膺背不得大息也肺之絡脉上會耳中今熱氣上熏故頭痛不堪汗出而寒丙丁甚庚辛

大汗氣逆則丙丁死肺主金丙丁為火火爍金故甚死於丙丁也庚辛為金故大汗於庚辛也氣逆之證經闕未書

刺手太陰陽明出血如大豆立已太陰肺脉陽明大腸脉當視其絡脉盛者乃刺而出之腎熱病者先腰痛䯒痠苦渴數飲身熱膀胱之脉從肩髆內俠脊抵腰中又腰爲腎之府故先腰痛也又腎之脉自循內踝之後上腨內出膕內廉又直行者從腎上貫肝鬲入肺中循喉嚨俠舌本故䯒痠苦渴數飲身熱熱爭則項痛而強䯒寒且痠足下熱不欲言膀胱之脉從腦出別下項又腎之脉起於小指之下斜趨足心出於然骨之下循內踝之後別入跟中以上䯒內又其直行者從腎上貫肝鬲入肺中循喉嚨俠舌本故項痛而強䯒寒且痠足下熱不欲言也　新校正云按甲乙經然骨作然谷其逆則項痛員員澹澹然腎之筋循脊內俠膂上至項結于枕骨與膀胱之筋合膀胱之脉又並下于項故項痛員員然也澹澹爲似欲不定也戊己甚壬癸大汗氣逆則戊己死腎主水戊己爲土土刑水故其死於戊己也壬癸爲水故大汗於壬癸也刺足少陰太陽少陰腎脉太陽膀胱脉諸汗者至其所勝日汗出也氣王日爲所勝王則勝邪故各當其王日汗肝熱病者左頰先赤肝氣合木木氣應春南面正理之則其左頰也心熱病者顏先赤心氣合火

火氣炎上指象明候故候於顏顏額也脾熱病者鼻先赤脾氣合土土王於中鼻處面中故占鼻也肺熱病者右頰先赤肺氣合金金氣應秋南面正理之則其右頰也腎熱病者頤先赤腎氣合水水惟潤下指象明候故候於頤也病雖未發見赤色者刺之名曰治未病聖人不治已病治未病不治已亂治未亂此之謂也熱病從部所起者至期而已期爲大汗日也如肝甲乙心丙丁脾戊己肺庚辛腎壬癸是爲期日也其刺之反者三周而已反謂反取其氣也如肝病刺脾脾病刺腎腎病刺心心病刺肺肺病刺肝者皆是反刺五藏之氣也三周謂三周於三陰三陽之脉狀也又太陽病而刺寫陽明陽明病而刺寫少陽少陽病而刺寫太陰太陰病而刺寫少陰少陰病而刺寫厥陰如此是爲反取三陰三陽之脉氣也重逆則死先刺已反病氣流傳又反刺之是爲重逆一逆刺之尚至三周乃已況其重逆而得生耶諸當汗者至其所勝日汗大出也王則勝邪故各當其王日汗新校正云按此條文注二十四字與前文重複當從刪去甲乙經太素亦不重出諸治熱病以飲之寒水乃刺之必寒衣之居止寒處身寒而止也寒水在胃陽氣外盛故飲寒乃刺熱退則涼生

故身寒而止針

熱病先胷脇痛手足躁刺足少陽補足太陰此則舉正取之例然足少陽木病而寫足少陽之木氣補足太陰之土氣者恐木傳於土也胷脇痛丘虛主之丘虛在足外踝下如前陷者中足少陽脉之所過也刺可入同身寸之五分留七呼若灸者可灸三壯熱病手足躁經無所主治之旨然補足太陰之脉當於井滎取之也　新校正云詳足太陰全元起本及太素作手太陰楊上善云手太陰上屬肺從肺出腋下故胷脇痛又按靈樞經云熱病而胷脇痛手足躁取之筋間以第四鍼索筋於肝不得索之於金金肺也以此決知作手太陰者爲是

病甚者爲五十九刺五十九刺者謂頭上五行行五者以越諸陽之熱逆也大杼膺俞缺盆背俞此八者以寫胷中之熱也氣街三里巨虛上下廉此八者以寫胃中之熱也雲門髃骨委中髓空此八者以寫四支之熱也五藏俞傍五此十者以寫五藏之熱也凡此五十九穴者皆熱之左右也故病甚則爾刺之然頭上五行者當中行謂上星顖會前頂百會後頂次兩傍謂五處承光通天絡却玉枕又次兩傍謂臨泣目窻正營承靈腦空也上星在顱上直鼻中央入髮際同身寸之一寸陷者中容豆刺可入同身寸之四分　新校正云按甲乙經四分作三分水熱穴論注亦作三分詳此注下文云刺如上星法又云刺如顖會法既有二法則當依甲乙經及水熱穴論注上星刺入三分顖會刺入四分顖會在上星後同身寸之一寸陷者刺如上星法前頂在顖會後同身寸之一寸五分骨間陷者中刺如顖會法百會在前頂後同身寸之一寸五分頂中央旋毛中陷容指

督脈足太陽脈之交會刺如上星法後頂在百會後同身寸之一寸五分枕骨上刺如顖會法然是五者皆督脈氣所發也上星留六呼若灸者並灸五壯次兩傍穴五處在上星兩傍同身寸之一寸五分承光在五處後同身寸之一寸通天在承光後同身寸之一寸五分絡却在通天後同身寸之一寸五分玉枕在絡却後同身寸之七分然是五者並足太陽脈氣所發刺可入同身寸之三分五處通天各留七呼絡却留五呼玉枕留三呼若灸者可灸三壯　新校正云按甲乙經承光不可灸玉枕刺入二分　又次兩傍臨泣在頭直目上入髮際同身寸之五分足太陽少陽陽維三脉之會目窻正營遞相去同身寸之一寸承靈腦空遞相去同身寸之一寸五分然是五者並足少陽陽維二脉之會腦空一穴刺可入同身寸之四分餘並可刺入同身寸之三分臨泣留七呼若灸者可灸五壯大杼在項第一椎下兩傍相去各同身寸之一寸半陷者中督脉別絡足太陽手太陽三脉氣之會刺可入同身寸之三分留七呼若灸者可灸五壯　新校正云按甲乙經作七壯氣穴注作七壯刺瘧注熱穴注作五壯膺俞者膺中俞也正名中府在胷中行兩傍相去同身寸之六寸雲門下一寸乳上三肋間動脉應手陷者中仰而取之手足太陰脉之會刺可入同身寸之三分留五呼若灸者可灸五壯缺盆在肩上橫骨陷者中手陽明脉氣所發刺可入同身寸之二分留七呼若灸者可灸三壯背俞當是風門熱府在第二椎下兩傍各同身寸之一寸半督脉足太陽之會刺可入同身寸之五分留七呼若灸者可灸五壯驗今明堂中誥圖經不言背俞未詳果何處也　新校正云按王注水熱穴論以風門熱府為背俞又注氣穴論以大杼為背俞此注云未

詳三注不同蓋疑之也　氣街在腹齊下橫骨兩端鼠鼷上同身寸之一寸動應手足陽明脉氣所發刺可入同身寸之三分留七呼若灸者可灸五壯三里在膝下同身寸之三寸䯒外廉兩筋肉分間足陽明脉之所入也刺可入同身寸之一寸留七呼若灸者可灸三壯巨虛上廉足陽明與大腸合在三里下同身寸之三寸足陽明脉氣所發刺可入同身寸之八分若灸者可灸三壯巨虛下廉足陽明與小腸合在上廉下同身寸之三寸足陽明脉氣所發刺可入同身寸之三分若灸者可灸三壯雲門在巨骨下胷中行兩傍　新校正云按氣穴論注胷中行兩傍作俠任脉傍橫去任脉文雖異穴之處所則同　相去同身寸之六寸動脉應手中府當其下同身寸之一寸雲門手太陰脉氣所發舉臂取之刺可入同身寸之七分若灸者可灸五壯驗今明堂中誥圖經不載髃骨穴尋其穴以寫四支之熱恐是肩髃穴穴在肩端兩骨間手陽明蹻脉之會刺可入同身寸之六分留六呼若灸者可灸三壯委中在足膝後屈處膕中央約文中動脉　新校正云詳委中穴與氣穴注骨空注刺瘧論注并此王氏四處注之彼三注無足膝後屈處五字與此注異者非實有異蓋注有詳略爾　足太陽脉之所入也刺可入同身寸之五分留七呼若灸者可灸三壯髓空者正名腰俞在脊中第二十一椎節下間督脉氣所發刺可入同身寸之二分　新校正云按甲乙經作二寸水熱穴論注亦作二寸氣府論注骨空論注作一分　留七呼若灸者可灸三壯五藏俞傍五者謂魄戶神堂䰟門意舍志室五穴也在俠脊兩傍各相去同身寸之三寸並足太陽脉氣所發也魄戶在第三椎下兩傍正坐取之刺可入同身寸之五分若灸者可灸五壯神堂在第五椎下兩傍刺可入

同身寸之三分若灸者可灸五壯魂門在第九椎下兩傍正坐取之刺可入同身寸之五分若灸者可灸三壯意舍在第十一椎下兩傍正坐取之刺可入同身寸之五分若灸者可灸三壯志室在第十四椎下兩傍正坐取之刺可入同身寸之五分若灸者可灸三壯是所謂此經之五十九刺法也若鍼經所指五十九刺則殊與此經不同雖俱治熱病之要穴然合用之理全向背猶當以病候形證所應經法即隨所證而刺之

熱病始手臂痛者刺手陽明太陰而汗出止手臂痛列缺主之列缺者手太陰之絡去腕上同身寸之一寸半別走陽明者也刺可入同身寸之三分留三呼若灸者可灸五壯欲出汗商陽主之商陽者手陽明脉之井在手大指次指內側去爪甲角如韭葉手陽明脉之所出也刺可入同身寸之一分留一呼若灸者可灸三壯

熱病始於頭首者刺項太陽而汗出止天柱主之天柱在俠項後髮際大筋外廉陷者中足太陽脉氣所發刺可入同身寸之二分留六呼若灸者可灸三壯

熱病始於足脛者刺足陽明而汗出止新校正云按此條素問本無太素亦無今按甲乙經添入

熱病先身重骨痛耳聾好瞑刺足少陰據經無正主穴當補寫井榮爾新校正云按靈樞經云熱病而身重骨痛耳聾而好瞑取之骨以第四鍼索骨於腎不得索之土土脾也

病甚爲五十九刺如古法

熱病

先眩冒而熱胷脇滿刺足少陰少陽亦幷榮也太陽之脉色榮顴骨熱病也榮飾也謂赤色見於顴骨如榮飾也顴骨謂目下當外眥也太陽合火故見色赤　新校正云按楊上善云赤色榮顴者骨熱病也與王氏之注不同榮未交新校正云按甲乙經太素作榮未夭下文榮未交亦作夭曰今且得汗待時而已榮一爲營字之誤也曰者引古經法之端由也言色雖明盛但陰陽之氣不交錯者故法云今且得汗之而已待時者謂肝病待甲乙心病待丙丁脾病待戊己肺病待庚辛腎病待壬癸是謂待時而已所謂交者次如下句與厥陰脉爭見者死期不過三日外見太陽之赤色內應厥陰之弦脉然太陽受病當傳入陽明今反厥陰之脉來見者是土敗而木賊之也故死然土氣已敗木復狂行木生數三故期不過三日其熱病內連腎少陽之脉色也病或爲氣恐字誤也若赤色氣內連鼻兩傍者是少陽之脉色非厥陰色何者腎部近於鼻也新校正云詳或者欲改腎作鼻按甲乙經太素並作腎楊上善云太陽水也厥陰木也水以生木木盛水衰故太陽水色見時有木爭見者水死以其熱病內連於腎腎爲熱傷故死本舊無少陽之脉色也六字乃王氏所添王注非當從上善之義少陽之脉色榮頰前熱病也頰前即顴骨下近鼻兩傍也新校正云按甲乙經太素前字

作筋楊上善云足少陽部在頰赤色榮之即知筋熱病也榮未交曰今且得汗待時而已與少陰脉爭見者死期不過三日少陽受病當傳入於太陰今反少陰脉來見亦土敗而木賊之也故死不過三日亦木之數然　新校正云詳或者欲改少陰作厥陰按甲乙經太素作少陰楊上善云少陽爲木少陰爲水少陽色見之時有少陰爭見者是毋勝子故木死王作此注亦非舊本及甲乙經太素並無期不過三日六字此是王氏成足此文也熱病氣穴三椎下間主胷中熱四椎下間主鬲中熱五椎下間主肝熱六椎下間主脾熱七椎下間主腎熱榮在骶也脊節之謂椎脊窮之謂骶言腎熱之氣外通尾骶也尋此文椎間所主神藏之熱又不正當其藏俞而云主療在理未詳項上三椎陷者中也此舉數脊椎大法也言三椎下間主胷中熱者何以數之言皆當以陷者中爲氣發之所頰下逆顴爲大瘕下牙車爲腹滿顴後爲脇痛頰上者鬲上也此所以候面部之色發明腹中之病診

評熱病論篇第三十三新校正云按全元起本在第五卷

黃帝問曰有病溫者汗出輒復熱而脉躁疾不爲汗衰狂言不能食病名爲何岐伯對曰病名陰陽交交者死也交謂交合陰陽之氣不分別也帝曰願聞其說岐伯曰人所以汗出者皆生於穀穀生於精言穀氣化爲精精氣勝乃爲汗今邪氣交爭於骨肉而得汗者是邪却而精勝也言初汗也精勝則當能食而不復熱復熱者邪氣也汗者精氣也今汗出而輒復熱者是邪勝也不能食者精無俾也無俾言無可使爲汗也穀不化則精不生精不化流故無可使病而留者其壽可立而傾也如是者若汗出疾速留著而不去則其人壽命立至傾危也新校正云詳病而留者按王注病當作疾又按甲乙經作而熱留者且夫熱論曰汗出而脉尚躁盛者死熱論謂上古熱論也凡汗後脉當遲靜而反躁急以盛滿者是真氣竭而邪盛故知必死也今脉不與汗相

應此不勝其病也其死明矣脉不靜而躁盛是不相應狂言者是失志失志者死志舍於精今精無可使是志無所居志不留居則失志也今見三死不見一生雖愈必死也汗出脉躁盛一死不勝其病二死狂言失志者三死也帝曰有病身熱汗出煩滿煩滿不爲汗解此爲何病岐伯曰汗出而身熱者風也汗出而煩滿不解者厥也病名曰風厥帝曰願卒聞之岐伯曰巨陽主氣故先受邪少陰與其爲表裏也得熱則上從之從之則厥也上從之謂少陰隨從於太陽而上也帝曰治之柰何岐伯曰表裏刺之飲之服湯謂寫太陽補少陰也飲之湯者謂止逆上之腎氣也帝曰勞風爲病何如岐伯曰勞風法在肺下從勞風生故曰勞風勞謂腎勞也腎脉者從腎上貫肝鬲入肺中故腎勞風生上居肺下也其爲病也使人強上冥視新校正云按楊上善云強上好

仰也瞑視謂合眼視不明也又千金方瞑視作目眩唾出若涕惡風而振寒此爲勞風之病膀胱脉起於目內眥上額交巔上入絡腦還出別下項循肩髆內俠脊抵腰中入循膂絡腎今腎精不足外吸膀胱膀胱氣不能上營故使人頭項強而視不明也肺被風薄勞氣上熏故令唾出若鼻涕狀腎氣不足陽氣內攻勞熱相合故惡風而振寒帝曰治之奈何岐伯曰以救俛仰救猶止也俛仰謂屈伸也言止屈伸於動作不使勞氣滋蔓巨陽引精者三日中年者五日不精者七日新校正云按甲乙經作三日中若五日千金方作候之三日及五日中不精明者是也與此不同欬出青黃涕其狀如膿大如彈丸從口中若鼻中出不出則傷肺傷肺則死也巨陽者膀胱之脉也膀胱與腎爲表裏故巨陽引精也巨大也然太陽之脉吸引精氣上攻於肺者三日中年者五日素不以精氣用事者七日當欬出稠涕其色青黃如膿狀平調欬者從咽而上出於口暴卒欬者氣衝突於蓄門而出於鼻夫如是者皆腎氣勞竭肺氣內虛陽氣奔迫之所爲故不出則傷肺也肺傷則榮衛散解魄不內治故死　新校正云按王氏云卒暴欬者氣衝突於蓄門而出於鼻按難經七衝門無蓄門之名疑是賁門楊操云賁者鬲也胃氣之所出胃出穀氣以傳於肺肺在鬲上故胃爲賁門帝曰有病

腎風者面胕痝然壅害於言可刺不痝然腫起皃壅謂目下壅如卧蠶形也腎之脉從腎上貫肝鬲入肺中循喉嚨俠舌本故妨害於言語岐伯曰虛不當刺不當刺而刺後五日其氣必至至謂病氣來至也然謂藏配一日而五日至腎夫腎已不足風内薄之謂腫爲實以鍼大泄反傷藏氣眞氣不足不可復故刺後五日其氣必至也帝曰其至何如岐伯曰至必少氣時熱時熱從胷背上至頭汗出手熱口乾苦渴小便黄目下腫腹中鳴身重難以行月事不來煩而不能食不能正偃正偃則欬病名曰風水論在刺法中刺法篇名今經亡帝曰願聞其説岐伯曰邪之所湊其氣必虛陰虛者陽必湊之故少氣時熱而汗出也小便黄者少腹中有熱也不能正偃者胃中不和也正偃則欬甚上迫肺也

諸有水氣者微腫先見於目下也帝曰何以言岐伯曰水者陰也目下亦陰也腹者至陰之所居故水在腹者必使目下腫也眞氣上逆故口苦舌乾卧不得正偃正偃則欬出清水也諸水病者故不得卧卧則驚驚則欬甚也腹中鳴者病本於胃也薄脾則煩不能食食不下者胃脘隔也身重難以行者胃脉在足也月事不來者胞脉閉也胞脉者屬心而絡於胞中今氣上迫肺心氣不得下通故月事不來也考上文所釋之義未解熱從胷背上至頭汗出手熱口乾苦渴之義應古論簡脫而此差謬之爾如是者何腎少陰之脉從腎上貫肝鬲入肺中循喉嚨俠舌本又膀胱太陽之脉從目内眥上額交巔上其支者從巔至耳上角其直者從巔入絡腦還出別下項循肩髆内俠脊抵腰中入循膂今陰不足而陽有餘故熱從胷背上至頭而汗出口乾苦渴

也然心者陽藏也其脉行於臂手腎者陰藏也其脉循於胷足腎不足則心氣有餘故手熱矣又以心腎之脉俱是少陰脉也帝曰善

逆調論篇第三十四新校正云按全元起本在第四卷

黃帝問曰人身非常温也非常熱也爲之熱而煩滿者何也異於常候故曰非常新校正云按甲乙經無爲之熱三字岐伯對曰陰氣少而陽氣勝故熱而煩滿也帝曰人身非衣寒也中非有寒氣也寒從中生者何言不知誰爲元主邪岐伯曰是人多痺氣也陽氣少陰氣多故身寒如從水中出言自由形氣陰陽之爲是非衣寒而中有寒也帝曰人有四支熱逢風寒如炙如火者何也新校正云按全元起本無如火二字太素云如炙於火當從太素之文岐伯曰是人者陰氣虛陽氣盛四支者陽也兩陽相得而陰氣虛少少水不能滅盛火而陽獨

治獨治者不能生長也獨勝而止耳水爲陰火爲陽今陽氣有餘陰氣不足故云少水不能滅盛火也治者王也勝者盛也故云獨勝而止逢風而如炙如火者是人當肉爍也爍言消也言久久此人當肉消削也新校正云詳如炙如火當從太素作如炙於火帝曰人有身寒湯火不能熱厚衣不能溫然不凍慄是爲何病歧伯曰是人者素腎氣勝以水爲事太陽氣衰腎脂枯不長一水不能勝兩火腎者水也而生於骨腎不生則髓不能滿故寒甚至骨也以水爲事言盛欲也所以不能凍慄者肝一陽也心二陽也腎孤藏也一水不能勝二火故不能凍慄病名曰骨痺是人當攣節也腎不生則髓不滿髓不滿則筋乾縮故節攣拘帝曰人之肉苛者雖近衣絮猶尚苛也是謂何疾苛謂㿔重歧伯曰

榮氣虛衛氣實也榮氣虛則不仁衛氣虛則不用榮衛俱虛則不仁且不用肉如故也人身與志不相有曰死身用志不應志爲身不親兩者似不相有也新校正云按甲乙經曰死作三十日死也帝曰人有逆氣不得卧而息有音者有不得卧而息無音者有起居如故而息有音者有得卧行而喘者有不得卧不能行而喘者有不得卧卧而喘者皆何藏使然願聞其故歧伯曰不得卧而息有音者是陽明之逆也足三陽者下行今逆而上行故息有音也陽明者胃脉也胃者六府之海水穀海也其氣亦下行陽明逆不得從其道故不得卧也下經曰胃不和則卧不安此之謂也下經上古經也

夫起居如故而息有音者此肺之絡脈逆也絡脈不得隨經上下故留經而不行絡脈之病人也微故起居如故而息有音也夫不得臥臥則喘者是水氣之客也夫水者循津液而流也腎者水藏主津液主臥與喘也帝曰善尋經所解之旨不得臥而息無音有得臥行而喘有不得臥不能行而喘此三義悉闕而未論亦古之脫簡也

重廣補注黃帝內經素問卷第九

熱論 譫之閻切多言也 怫音弗 刺熱論 頷胡感切 洒淅上先禮切下先曆切 痠音酸

胘音玄 跟音根 評熱病論 胕痝下莫江切 髆音博 逆調論 苛胡歌切

重廣補注黃帝内經素問卷第十

啓玄子次注林億孫奇高保衡等奉敕校正孫兆重改誤

瘧論　刺瘧篇

氣厥論　欬論

瘧論篇第三十五 新校正云按全元起本在第五卷

黃帝問曰夫痎瘧皆生於風其蓄作有時者何也痎猶老也亦瘦也　新校正云按甲乙經云夫瘧疾皆生於風其以日作以時發何也與此文異太素同今文楊上善云痎有云二日一發名痎瘧此經但夏傷於暑至秋爲病或云痎瘧或但云瘧不必以日發間日以定痎也但應四時其形有異以爲痎爾岐伯對曰瘧之始發也先起於毫毛伸欠乃作寒慄鼓頷慄謂戰慄鼓謂振動腰脊俱痛寒去則内外皆熱頭痛如破渴欲冷飲帝曰何氣

使然願聞其道岐伯曰陰陽上下交爭虛實更作陰陽相移也（陽氣者下行極而上陰氣者上行極而下故曰陰陽上下交爭也陽虛則外寒陰虛則內熱陽盛則外熱陰盛則內寒由此寒去熱生則虛實更作陰陽之氣相移易也）陽并於陰則陰實而陽虛陽明虛則寒慄鼓頷也（陽并於陰言陽氣入於陰分也陽明胃脉也胃之脉自交承漿卻分行循頤後下廉出大迎其支別者從大迎前下人迎故氣不足則惡寒戰慄而頤頷振動也）巨陽虛則腰背頭項痛（巨陽者膀胱脉其脉從頭別下項循肩髆內俠背抵腰中故氣不足則腰背頭項痛也）三陽俱虛則陰氣勝陰氣勝則骨寒而痛寒生於內故中外皆寒陽盛則外熱陰虛則內熱外內皆熱則喘而渴故欲冷飲也（熱傷氣故內外皆熱則喘而渴）此皆得之夏傷於暑熱氣盛藏於皮膚之內腸胃之外此榮氣之所舍也（腸胃之外榮氣所主故云榮氣所舍也舍猶居也）此令人汗空踈（新校正云按全元起本作汗出）

（空踈甲乙經太素並同）腠理開因得秋氣汗出遇風及得之以浴水氣舍於皮膚之內與衛氣并居衛氣者晝日行於陽夜行於陰此氣得陽而外出得陰而內薄內外相薄是以日作（作發作也）帝曰其間日而作者何也（間日謂隔日）岐伯曰其氣之舍深內薄於陰陽氣獨發陰邪內著陰與陽爭不得出是以間日而作也（不與衛氣相逢會故隔日發也）帝曰善其作日晏與其日早者何氣使然（晏猶日暮也）岐伯曰邪氣客於風府循膂而下（風府穴名在項上入髮際同身寸之二寸大筋內宛宛中也膂謂脊兩傍）衛氣一日一夜大會於風府其明日日下一節故其作也晏此先客於脊背也每至於風府則腠理開腠理開則邪氣入

邪氣入則病作以此日作稍益晏也節謂脊骨之節然邪氣遠則逢會遲故發暮也其出於風府日下一節二十五日下至骶骨二十六日入於脊內注於伏膂之脉節項已下至尾骶凡二十四節故日下一節二十五日下至骶骨二十六日入於脊內注於伏膂之脉也伏膂之脉者謂膂筋之間腎脉之伏行者也腎之脉循股內後廉貫脊屬腎其直行者從腎上貫肝鬲入肺中以其貫脊又不正應行穴但循膂伏行故謂之伏膂脉　新校正云按全元起本二十五日作二十一日二十六日作二十二日甲乙經太素並同伏膂之脉甲乙經作太衝之脉巢元方作伏衝其氣上行九日出於缺盆之中其氣日高故作日益早也以腎脉貫脊屬腎上入肺中肺者缺盆為之道陰氣之行速故其氣上行九日出於缺盆之中其間日發者由邪氣內薄於五藏橫連募原也其道遠其氣深其行遲不能與衛氣俱行不得皆出故間日乃作也募原謂鬲募之原系　新校正云按全元起本募作膜太素巢元方並同舉痛論亦作膜原帝曰夫子言衛氣每

至於風府腠理乃發發則邪氣入入則病作今衛氣日下一節其氣之發也不當風府其日作者柰何岐伯曰新校正云按全元起本及甲乙經太素自此邪氣客於頭項至下則病作故八十八字並無此邪氣客於頭項循膂而下者也故虚實不同邪中異所則不得當其風府也故邪中於頭項者氣至頭項而病中於背者氣至背而病中於腰脊者氣至腰脊而病中於手足者氣至手足而病故下篇各以居邪之所而刺之衛氣之所在與邪氣相合則病作故風無常府衛氣之所發必開其腠理邪氣之所合則其府也虚實其不同邪中異所衛邪相合病則發焉不必悉當風府而發作也　新校正云按甲乙經巢元方則其府也作其病作帝曰善夫風之與瘧也相似同類而風獨

常在瘧得有時而休者何也風瘧皆有盛衰故云相似同類岐伯曰風氣留其處故常在瘧氣隨經絡沈以内薄新校正云按甲乙經作次以内傅故衛氣應乃作留謂留止隨謂隨從帝曰瘧先寒而後熱者何也岐伯曰夏傷於大暑其汗大出腠理開發因遇夏氣凄滄之水寒新校正大按甲乙經太素水寒作小寒迫之藏於腠理皮膚之中秋傷於風則病成矣暑為陽氣中風者陽氣受之故秋傷於風則病成矣夫寒者陰氣也風者陽氣也先傷於寒而後傷於風故先寒而後熱也病以時作名曰寒瘧露形觸冒則風寒傷之帝曰先熱而後寒者何也岐伯曰此先傷於風而後傷於寒故先熱而後寒也亦以時作名曰溫瘧以其先熱故謂之溫其但熱而不寒者陰氣先絶陽氣

獨發則少氣煩寃手足熱而欲嘔名曰癉瘧（癉熱也極熱爲之也）帝曰夫經言有餘者寫之不足者補之今熱爲有餘寒爲不足夫瘧者之寒湯火不能溫也及其熱冰水不能寒也此皆有餘不足之類當此之時良工不能止必須其自衰乃刺之其故何也願聞其說（言何暇不早使其盛極而自止乎）岐伯曰經言無刺熇熇之熱（新校正云按全元起本及太素熱作氣）無刺渾渾之脉無刺漉漉之汗故爲其病逆未可治也（熇熇盛熱也渾渾言無端緒也漉漉言汗大出也）夫瘧之始發也陽氣并於陰當是之時陽虛而陰盛外無氣故先寒慄也陰氣逆極則復出之陽陽與陰復并於外則陰虛而陽實故先熱而渴（陰盛則胃

（寒故先寒戰慄陽盛則胃熱故先熱欲飲也）夫瘧氣者并於陽則陽勝并於陰則陰勝陰勝則寒陽勝則熱瘧者風寒之氣不常也病極則復（復謂復舊也言其氣發至極還復如舊）至（新校正云按甲乙經作瘧者風寒之暴氣不常病極則復至全元起本及太素作瘧風寒氣也不常病極則復至至字連上句與王氏之意異）病之發也如火之熱如風雨不可當也（以其盛熾故不可當也）故經言曰方其盛時必毀（新校正云按大素云勿敢必毀）因其衰也事必大昌此之謂也（方正也正盛寫之或傷眞氣故必毀病氣衰已補其經氣則邪氣弭退正氣安平故必大昌也）夫瘧之未發也陰未并陽陽未并陰因而調之眞氣得安邪氣乃亡（所寫必中所補必當故眞氣得安邪氣乃亡也）故工不能治其已發爲其氣逆也（眞氣浸息邪氣大行眞不勝邪是爲逆也）帝曰善攻之柰何早晏何如岐伯曰瘧之且發也陰陽之且移也必從四

未始也陽已傷陰從之故先其時堅束其處令邪氣不得入陰氣不得出審候見之在孫絡盛堅而血者皆取之此眞往而未得并者也 言牢縛四支令氣各在其處則邪所居處必自見之既見之則刺出其血爾往猶去也　新校正云按甲乙經眞往作其往太素作直往 帝曰瘧不發其應何如岐伯曰瘧氣者必更盛更虛當氣之所在也病在陽則熱而脉躁在陰則寒而脉靜 陰靜陽躁故脉亦隨之 極則陰陽俱衰衛氣相離故病得休衛氣集則復病也 相薄至極物極則反故極則陰陽俱衰 帝曰時有間二日或至數日發或渴或不渴其故何也岐伯曰其間日者邪氣與衛氣客於六府而有時相失不能相得故休數日乃作也 氣不相會故數日不能發也 瘧者陰陽更勝

也或甚或不甚故或渴或不渴陽勝陰甚則渴陽勝陰不甚則不渴也勝謂强盛於彼之氣也帝曰論言夏傷於暑秋必病瘧新校正云按生氣通天論并陰陽應象大論二論俱云夏傷於暑秋必痎瘧今瘧不必應者何也言不必皆然岐伯曰此應四時者也其病異形者反四時也其以秋病者寒甚秋氣清涼陽氣下降熱藏肌肉故寒甚也以冬病者寒不甚冬氣嚴冽陽氣伏藏不與寒爭故寒不甚以春病者惡風春氣溫和陽氣外泄內腠開發故惡於風以夏病者多汗夏氣暑熱津液充盈外泄皮膚故多汗也帝曰夫病溫瘧與寒瘧而皆安舍舍於何藏安何也舍居止也藏謂五神藏也岐伯曰溫瘧者得之冬中於風寒氣藏於骨髓之中至春則陽氣大發邪氣不能自出因遇大暑腦髓爍肌肉消腠理發泄或有所用力邪氣與汗皆出此病藏於腎其氣

先從內出之於外也（腎主於冬，冬主骨髓，腦爲髓海，上下相應，厥熱上熏，故腦髓銷爍，銷爍則熱氣外薄，故肌肉減削而病藏於腎也）如是者陰虛而陽盛，陽盛則熱矣（陰虛謂腎藏氣虛，陽盛謂膀胱太陽氣盛）衰則氣復反入，入則陽虛，陽虛則寒矣，故先熱而後寒，名曰溫瘧（衰謂病衰退也。復反入謂入腎陰脉中）帝曰：癉瘧何如？岐伯曰：癉瘧者，肺素有熱，氣盛於身，厥逆上衝，中氣實而不外泄，因有所用力，腠理開，風寒舍於皮膚之内分肉之間而發，發則陽氣盛，陽氣盛而不衰則病矣。其氣不及於陰（新校正云：按全元起本及太素作不反之陰，巢元方作不及之陰）故但熱而不寒，氣內藏於心而外舍於分肉之間，令人消爍脫肉，故命曰癉瘧。帝曰：善。

刺瘧篇第三十六新校正云按全元起本在第六卷

足太陽之瘧令人腰痛頭重寒從背起足太陽脉從巔入絡腦還出別下項循肩髆內俠脊抵腰中其支別者從髆內左右別下貫胂過髀樞故令腰痛頭重寒從背起　新校正云按三部九候論注貫胂作貫臀刺腰痛注亦作貫臀厥論注作貫胂甲乙經作貫胂先寒後熱熇熇暍暍然熇熇甚熱狀暍暍亦熱盛也太陽不足故先寒寒極則生熱故後熱也熱止汗出難已熱生是爲氣虛熱止則爲氣復氣復而汗反出此爲邪氣盛而眞不勝故難已　新校正云按全元起本并甲乙經太素巢元方並作先寒後熱渴渴止汗出與此文異刺郄中出血太陽之郄是謂金門金門在足外踝下一名曰關梁陽維所別屬也刺可入同身寸之三分若灸者可灸三壯黃帝中誥圖經云委中主之則古法以委中爲郄中也委中在膕中央約文中動脉足太陽脉之所入也刺可入同身寸之五分留七呼若灸者可灸三壯　新校正云詳刺郄中甲乙經作膕中今王氏兩注之當以膕中爲正

足少陽之瘧令人身體解㑊身體解㑊次如下句寒不甚熱不甚陽氣未盛故令其然惡見人見人心惕惕然膽與肝合肝虛則恐邪薄其氣故惡見人見人心惕惕然也熱多汗出甚邪盛則熱多中風故汗出

刺足少陽俠谿主之俠谿在足小指次指歧骨間本節前陷者中少陽之榮刺可入同身寸之三分留三呼若灸者可灸三壯

足陽明之瘧令人先寒洒淅洒淅寒甚久乃熱熱去汗出喜見日月光火氣乃快然陽虛則外先寒陽虛極則復盛故寒甚久乃熱也熱去汗已陰又內強陽不勝陰故喜見日月光火氣乃快然也刺足陽明跗上衝陽穴也在足跗上同身寸之五寸骨間動脉上去陷谷同身寸之三寸陽明之原刺可入同身寸之三分留十呼若灸者可灸三壯

足太陰之瘧令人不樂好大息心氣流於肺則喜今脾藏受病心母救之火氣下入於脾不上行於肺又太陰脉支別者復從胃上鬲注心中故令人不樂好大息也不嗜食多寒熱汗出脾主化穀營助四傍今邪薄之諸藏元稟土寄四季王則邪氣交爭故不嗜食多寒熱而汗出 新校正云按甲乙經云多寒少熱病至則善嘔嘔已乃衰足太陰脉入腹屬脾絡胃上鬲俠咽故病氣來至則嘔嘔已乃衰退也即取之待病衰去即而取之其言衰即取之井俞及公孫也公孫在足大指本節後同身寸之一寸太陰絡也刺可入同身寸之四分留七呼若灸者可灸三壯

足少陰之瘧令人嘔吐甚多寒熱熱多寒少足少陰脉貫肝鬲入肺中循喉

嚨故嘔吐甚多寒熱也腎爲陰藏陰氣生寒今陰氣不足故熱多寒少　新校正云按甲乙經云嘔吐甚多寒少熱欲閉戶牖而處其病難已胃陽明脉病欲獨閉戶牖而處今謂胃土病證反見腎水之中土刑於水故其病難已也太鍾太谿悉主之太鍾在足內踝後街中少陰絡也刺可入同身寸之二分留七呼若灸者可灸三壯太谿在足內踝後跟骨上動脉陷者中少陰俞也刺可入同身寸之三分留七呼若灸者可灸三壯也　新校正云按甲乙經云其病難已取太谿又按太鍾穴甲乙經作跟後衝中刺瘧痛篇注作跟後街中動脉水穴注云在內踝後此注云內踝後街中諸注不同當以甲乙經爲正足厥陰之瘧令人腰痛少腹滿小便不利如癃狀非癃也數便意恐懼氣不足腹中悒悒足厥陰脉循股陰入髦中環陰器抵少腹故病如是癃謂不得小便也悒悒不暢之貌　新校正云按甲乙經數便意三字作數噫二字刺足厥陰太衝主之在足大指本節後同身寸之二寸陷者中厥陰俞也刺可入同身寸之三分留十呼若灸者可灸三壯也　新校正云按刺腰痛篇注云在本節後內間動脉應手肺瘧者令人心寒寒甚熱熱間善驚如有所見者刺手太陰陽明列缺主之列缺在手腕後同身寸之一寸半手太陰絡也刺可入同身寸之三分留三呼若灸者可灸五壯陽明穴合谷主之

合谷在手大指次指歧骨間手陽明脉之所過也刺可入同身寸之三分留六呼若灸者可灸三壯心瘧者令人煩心甚欲得清水反寒多不甚熱刺手少陰神門主之神門在掌後銳骨之端陷者中手少陰俞也刺可入同身寸之三分留七呼若灸者可灸三壯新校正云按太素云欲得清水及寒多寒不甚熱甚也肝瘧者令人色蒼蒼然太息其狀若死者刺足厥陰見血中封主之中封在足内踝前同身寸之一寸半陷者中仰足而取之伸足乃得之足厥陰經也刺出血止常刺者可入同身寸之四分留七呼若灸者可灸三壯脾瘧者令人寒腹中痛熱則腸中鳴鳴已汗出刺足太陰商丘主之商丘在足内踝下微前陷者中足太陰經也刺可入同身寸之三分留七呼若灸者可灸三壯腎瘧者令人洒洒然腰脊痛宛轉大便難目眴眴然手足寒刺足太陽少陰太鍾主之取如前足少陰瘧中法胃瘧者令人且病也善飢而不能食食而支滿腹大胃熱脾虛故善飢而不能食食而支滿腹大也是以下文兼刺太陰　新校正云按太素且病作疽病刺足陽

明太陰橫脉出血厲兊解谿三里主之厲兊在足太指次指之端去爪甲如韭葉陽明井也刺可入同身寸之一分留一呼若灸者可灸一壯解谿在衝陽後同身寸之三寸半腕上陷者中陽明經也刺可入同身寸之五分留五呼若灸者可灸三壯三里在膝下同身寸之三寸骱骨外廉兩筋肉分間陽明合也刺可入同身寸之一寸留七呼若灸者可灸三壯然足陽明取此三穴足太陰刺其橫脉出血也橫脉謂足內踝前斜過大脉則太陰之經脉也　新校正云詳解谿在衝陽後三寸半按甲乙經一寸半氣穴論注二寸半　瘧發身方熱刺跗上動脉則陽明之脉也開其空出其血立寒陽明之脉多血多氣熱盛氣壯故出其血而立可寒也瘧方欲寒刺手陽明太陰足陽明太陰亦謂開穴而出其血也當隨井俞而刺之也

瘧脉滿大急刺背俞用中鍼傍伍胠俞各一適肥瘦出其血也瘦者淺刺少出血肥者深刺多出血背俞謂大杼五胠俞謂譩譆　瘧脉小實急灸脛少陰刺指井灸脛少陰是謂復溜復溜在內踝上同身寸之二寸陷者中足少陰經也刺可入同身寸之三分留三呼若灸者可灸五壯刺指井謂刺至陰至陰在足小指外側去爪甲角如韭葉足太陽井也刺可入同身寸之一分留五呼若灸者可灸三壯　瘧脉滿大急

刺背俞用五胠俞背俞各一適行至於血也謂調適肥瘦穴度深淺循三備法而行鍼令至於血脉也背俞謂大杼五胠俞謂譩譆主之 新校正云詳此條從瘧脉滿大至此注終文注共五十五字當從删削經文與次前經文重復王氏隨而注之別無義例不若上安之精審不復出也

瘧脉緩大虛便宜用藥不宜用鍼緩者中風大爲氣實虛者血虛血虛氣實風又攻之故宜藥治以遣其邪不宜鍼寫而出血也

凡治瘧先發如食頃乃可以治過之則失時也先其發時眞邪異居波隴不起故可治過時則眞邪相合攻之則反傷眞氣故曰失時 新校正云詳從前瘧脉滿大至此全元起本在第四卷中王氏移續於此也

諸瘧而脉不見刺十指間出血血去必巳先視身之赤如小豆者盡取之十二瘧者其發各不同時察其病形以知其何脉之病也隨其形證而病脉可知

先其發時如食頃而刺之一刺則衰二刺則知三刺則巳不巳刺舌下兩脉出血釋具下文不巳刺郄中盛經

出血又刺項已下俠脊者必已 並足太陽之脉氣也郄中則委中也俠脊者謂大杼風門熱府穴也大杼在項第一椎下兩傍相去各同身寸之一寸半陷者中刺可入同身寸之三分留七呼若灸者可灸五壯風門熱府在第二椎下兩傍各同身寸之一寸半刺可入同身寸之五分留七呼若灸者可灸五壯 新校正云詳大杼穴灸五壯按甲乙經作七壯氣穴論注作七壯刺熱論及熱穴注並作五壯

舌下兩脉者廉泉也 廉泉穴名在頷下結喉上舌本下陰維任脉之會刺可入同身寸之三分留三呼若灸者可灸三壯

刺瘧者必先問其病之所先發者先刺之先頭痛及重者先刺頭上及兩額兩眉間出血 頭上謂上星百會兩額謂懸顱兩眉間謂攢竹等穴也 先項背痛者先刺之 項風池風府主之背大杼神道主之 先腰脊痛者先刺郄中出血先手臂痛者先刺手少陰陽明十指間 新校正云按別本作手陰陽全本亦作手陰陽 先足脛痠痛者先刺足陽明十指間出血 各以邪居之所而脫寫之

風瘧瘧發則汗出惡風刺三陽經背俞

之血者三陽太陽也　新校正云按甲乙經云足三陽骱痠痛甚按之不可名曰胕髓病以鑱鍼鍼絶骨出血立已陽輔穴也取如氣穴論中府俞法身體小痛刺至陰新校正云按甲乙經無至陰二字諸陰之井無出血間日一刺諸井皆在指端足少陰井在足心宛宛中瘧不渴間日而作刺足太陽新校正云按九卷云足陽明太素同渴而間日作刺足少陽新校正云按九卷云手少陽太素同溫瘧汗不出爲五十九刺自胃瘧下至此尋黄帝中誥圖經所主或有不與此文同應古之別法也

氣厥論篇第三十七

新校正云按全元起本在第九卷與厥論相併

黄帝問曰五藏六府寒熱相移者何歧伯曰腎移寒於肝癰腫少氣肝藏血然寒入則陽氣不散陽氣不散則血聚氣澀故爲癰腫又爲少氣也　新校正云按全元起本云腎移寒於脾元起注云腎傷於寒而傳於脾脾主肉寒生於肉則結爲堅堅化爲膿故爲癰也血傷氣少故曰少氣甲乙經亦作移寒於脾王因誤本遂解爲肝亦

智者之一失也 脾移寒於肝癰腫筋攣 脾藏主肉肝藏主筋肉温則筋舒肉冷則筋急故筋攣也肉寒則衞氣結聚故爲癰腫 肝移寒於心狂隔中 心爲陽藏神處其中寒薄之則神亂離故狂也陽氣與寒相薄故隔塞而中不通也 心移寒於肺肺消肺消者飲一溲二死不治 心爲陽藏反受諸寒寒氣不消乃移於肺寒隨心火内爍金精消金受火邪故中消也然肺藏消爍氣無所持故令飲一而溲二也金火相賊故死不能治 肺移寒於腎爲涌水涌水者按腹不堅水氣客於大腸疾行則鳴濯濯如囊裹漿水之病也 肺藏氣腎主水夫肺寒入腎腎氣有餘腎氣有餘則上奔於肺故云涌水也大腸爲肺之府然肺腎俱爲寒薄上下皆無所之故水氣客於大腸也腎受凝寒不能化液大腸積水而不流通故其疾行則腸鳴而濯濯有聲如囊裹漿而爲水病也 新校正云按甲乙經水之病也作治主肺者 脾移熱於肝則爲驚衄 肝藏血又主驚故熱薄之則驚而鼻中血出 肝移熱於心則死 兩陽和合火木相燔故肝熱入心則當死也陰陽別論曰肝之心謂之生陽生陽之屬不過四日而死 新校正云按陰陽別論之文義與此殊王氏不當引彼誤文附會此義 心移熱於肺傳爲鬲消 心肺兩間中有

斜鬲膜鬲膜下際內連於橫鬲膜故心熱入肺久久傳化內爲鬲熱消渴而多飲也

肺移熱於腎傳爲柔痓柔謂筋柔而無力痓謂骨痓而不隨氣骨皆熱髓不內充故骨痓強而不舉筋柔緩而無力也

腎移熱於脾傳爲虛腸澼死不可治脾土制水腎反移熱以與之是脾土不能制水而受病故久久傳爲虛損也腸澼死者腎主下焦象水而冷今乃移熱是精氣內消下焦無主以守持故腸澼除而氣不禁止

胞移熱於膀胱則癃溺血膀胱爲津液之府胞爲受納之司故熱入膀胱胞中外熱陰絡內溢故不得小便而溺血也正理論曰熱在下焦則溺血此之謂也

膀胱移熱於小腸鬲腸不便上爲口麋小腸脉絡心循咽下鬲抵胃屬小腸故受熱以下令腸隔塞而不便上則口生瘡而麋爛也麋謂爛也

小腸移熱於大腸爲虙瘕爲沉小腸熱已移入大腸兩熱相薄則血溢而爲伏瘕也血澀不利則月事沉滯而不行故云爲虙瘕爲沉也虙與伏同瘕一爲疝傳寫誤也

大腸移熱於胃善食而瘦入謂之食亦胃爲水穀之海其氣外養肌肉熱消水穀又鑠肌肉故善食而瘦入也食亦者謂食入移易而過不生肌膚也亦易也　新校正云按甲乙經入作又王氏注云善食而瘦入也殊爲無義不若甲乙經作又讀連下文

胃移熱於膽亦曰食亦義同上

膽移熱於腦則辛頞鼻淵鼻淵者濁涕下不止也[腦液下滲則爲濁涕涕下不止如彼水泉故曰鼻淵也頞謂鼻頞也足太陽脉起於目內眥上額交巔上入絡腦足陽明脉起於鼻交頞中傍約太陽之脉今腦熱則足太陽逆與陽明之脉俱盛薄於頞中故鼻頞辛也辛謂酸痛故下文曰]傳爲衄衊瞑目[以足陽明脉交頞中傍約太陽之脉故耳熱盛則陽絡溢陽絡溢則衄出汗血也衊謂汗血也血出甚陽明太陽脉衰不能榮養於目故目瞑瞑暗也]故得之氣厥也[厥者氣逆也皆由氣逆而得之]

欬論篇第三十八[新校正云按全元起本在第九卷]

黃帝問曰肺之令人欬何也歧伯對曰五藏六府皆令人欬非獨肺也帝曰願聞其狀歧伯曰皮毛者肺之合也皮毛先受邪氣邪氣以從其合也[邪謂寒氣]其寒飲食入胃從肺脉上至於肺則肺寒肺寒則外內合邪

因而客之則爲肺欬（肺脉起於中焦下絡大腸還循胃口上鬲屬肺故云從肺脉上至於肺也）五藏各以其時受病非其時各傳以與之（時謂王月也非王月則不受邪故各傳以與之）人與天地相參故五藏各以治時感於寒則受病微則爲欬甚者爲泄爲痛（寒氣微則外應皮毛内通肺故欬寒氣甚則入於内内裂則痛入於腸胃則泄痢）乘秋則肺先受邪乘春則肝先受之乘夏則心先受之乘至陰則脾先受之乘冬則腎先受之（以當用事之時故先受邪氣新校正云按全元起本及太素无乘秋則三字疑此文誤多也）帝曰何以異之（欲明其證也）岐伯曰肺欬之狀欬而喘息有音甚則唾血（肺藏氣而應息故欬則喘息而喉中有聲甚則肺絡逆故唾血也）心欬之狀欬則心痛喉中介介如梗狀甚則咽腫喉痺（手心主脉起於胷中出屬心包少陰之脉起於心中出屬心系其支別者從心系上俠咽喉故病如是新校正云按甲乙經介介如梗狀作喝喝又少陰之脉上俠咽不言俠喉）肝欬

之狀欬則兩脇下痛甚則不可以轉轉則兩胠下滿足厥陰脉上貫肝膈布脇肋循喉嚨之後故如是胠亦脇也脾欬之狀欬則右脇下痛陰陰引肩背甚則不可以動動則欬劇足太陰脉上貫膈俠咽其支別者復從胃別上膈故病如是也脾氣連肺故痛引肩背也脾氣主右故右胠下陰陰然深慢痛也腎欬之狀欬則腰背相引而痛甚則欬涎足少陰脉上股內後廉貫脊屬腎絡膀胱其直行者從腎上貫肝膈入肺中循喉嚨俠舌本又膀胱脉從肩髆內別下俠脊抵腰中入循膂絡腎故病如是帝曰六府之欬柰何安所受病岐伯曰五藏之久欬乃移於六府脾欬不已則胃受之胃欬之狀欬而嘔嘔甚則長蟲出脾與胃合又胃之脉循喉嚨入缺盆下膈屬胃絡脾故脾欬不已胃受之也胃寒則嘔嘔甚則腸氣逆上故蚘出肝欬不已則膽受之膽欬之狀欬嘔膽汁肝與膽合又膽之脉從缺盆以下胷中貫膈絡肝故肝欬不已膽受之也膽氣好逆故嘔溫苦汁也肺欬不已則大腸受

之大腸欬狀欬而遺失（肺與大腸合又大腸脈入缺盆絡肺故肺欬不已大腸受之大腸爲傳送之府故寒入則氣不禁焉 新校正云按甲乙經遺失作遺矢）心欬不已則小腸受之小腸欬狀欬而失氣氣與欬俱失（心與小腸合又小腸脈入缺盆絡心故心欬不已小腸受之小腸寒盛氣入大腸欬則小腸氣下奔故失氣也）腎欬不已則膀胱受之膀胱欬狀欬而遺溺（腎與膀胱合又膀胱脈從肩髆內俠脊抵腰中入循膂絡腎屬膀胱故腎欬不已膀胱受之膀胱爲津液之府是故遺溺）久欬不已則三焦受之三焦欬狀欬而腹滿不欲食飲此皆聚於胃關於肺使人多涕唾而面浮腫氣逆也（三焦者非謂手少陽也正謂上焦中焦耳何者上焦者出於胃上口並咽以上貫膈而布胸中走腋中焦者亦至於胃口出上焦之後此所受氣者泌糟粕蒸津液化其精微上注於肺脈乃化而爲血故言皆聚於胃關於肺也兩焦受病則邪氣熏肺而肺氣滿故使人多涕唾而面浮腫氣逆也腹滿不欲食者胃寒故也胃脈者從缺盆下乳內廉下循腹至氣街其支者復從胃下口循腹裏至氣街中而合今胃受邪故病如是也何以明其不謂下焦然下焦者別於回腸注於膀胱故水穀者常并居於胃中盛糟粕而俱下於大腸泌別

汁循下焦而滲入膀胱尋此行化乃與胃口懸遠故不謂此也　新校正云按甲乙經胃脉下循腹作下俠臍　帝曰治之奈何　岐伯曰治藏者治其俞治府者治其合浮腫者治其經諸藏俞者皆脉之所起第三穴諸府合者皆脉之所起第六穴也經者藏脉之所起第四穴府脉之所起第五穴靈樞經曰脉之所注爲俞所行爲經所入爲合此之謂也　帝曰善

重廣補注黄帝内經素問卷第十

瘧論　熇火沃切　漉音鹿　弭緜婢切　刺瘧論　暍音謁

氣厥論　痓音熾　麋武悲切　虙音復　衊莫結切　欬論